北京儿童医院
BEIJING CHILDREN'S HOSPITAL

福棠儿童医学发展研究中心
FUTANG RESEARCH CENTER
OF PEDIATRIC DEVELOPMENT

儿童健康好帮手

儿童内分泌系统疾病分册

总主编 倪 鑫 沈 颖

主 编 巩纯秀 姚 辉

编 者（按姓氏笔画排序）

卫海燕 郑州大学附属儿童医院

巩纯秀 首都医科大学附属北京儿童医院

刘倩琦 南京医科大学附属儿童医院

宋文惠 山西省儿童医院

姚 辉 武汉市妇女儿童医疗保健中心

U0212316

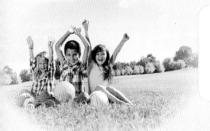

人民卫生出版社

图书在版编目（CIP）数据

儿童健康好帮手. 儿童内分泌系统疾病分册 / 巩纯秀，姚辉主编 . —北京：人民卫生出版社，2020

　　ISBN 978-7-117-29710-3

　　Ⅰ. ①儿…　Ⅱ. ①巩…②姚…　Ⅲ. ①儿童 – 保健 –问题解答②小儿疾病 – 内分泌病 – 问题解答　Ⅳ. ①R179-44②R725.8-44

中国版本图书馆 CIP 数据核字（2020）第 032166 号

人卫智网	www.ipmph.com	医学教育、学术、考试、健康，
		购书智慧智能综合服务平台
人卫官网	www.pmph.com	人卫官方资讯发布平台

儿童健康好帮手——儿童内分泌系统疾病分册

主　　编：巩纯秀　姚　辉
出版发行：人民卫生出版社（中继线 010-59780011）
地　　址：北京市朝阳区潘家园南里 19 号
邮　　编：100021
E - mail：pmph @ pmph.com
购书热线：010-59787592　010-59787584　010-65264830
印　　刷：北京顶佳世纪印刷有限公司
经　　销：新华书店
开　　本：787×1092　1/32　印张：5
字　　数：77 千字
版　　次：2020 年 5 月第 1 版　2020 年 5 月第 1 版第 1 次印刷
标准书号：ISBN 978-7-117-29710-3
定　　价：29.00 元

打击盗版举报电话：**010-59787491**　**E-mail：WQ @ pmph.com**
质量问题联系电话：010-59787234　E-mail：zhiliang @ pmph.com

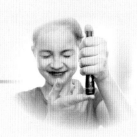

总序

Preface

　　2016 年 5 月,国家卫生和计划生育委员会(现称为国家卫生健康委员会)等六部委联合印发《关于加强儿童医疗卫生服务改革与发展的意见》的文件,其中指出:儿童健康事关家庭幸福和民族未来。加强儿童医疗卫生服务改革与发展,是健康中国建设和卫生计生事业发展的重要内容,对于保障和改善民生、提高全民健康素质具有重要意义。文件中对促进儿童预防保健提出了明确要求,开展健康知识和疾病预防知识宣传,提高家庭儿童保健意识是其中一项重要举措。

　　为进一步做好儿童健康知识普及与宣教工作,由国家儿童医学中心依托单位——首都医科大学附属北京儿童医院牵头,联合福棠儿童医学发展研究中心 20 家医院知名专家,共同编写了"儿童健康好帮手"系列丛书。本套丛书共计 22 分册,涵盖了儿科 22 个亚专业中的常见疾病。

本套丛书从儿童常见疾病及家庭常见儿童健康问题入手,以在家庭保健、门诊就医、住院治疗等过程中家长最关切的问题为重点,以图文并茂的形式,从百姓的视角,用通俗易懂的语言进行编写,集科学性、实用性、通俗性于一体。

本套丛书可作为家庭日常学习使用,也可用于家长在儿童患病时了解更多疾病和就医的相关知识。本套丛书既是家庭育儿的好帮手,也是临床医生进行健康宣教的好帮手。希望本套丛书能够在满足儿童健康成长,提升家庭身体素质、和谐医患关系等方面发挥更大的作用!

总主编
2020 年 4 月

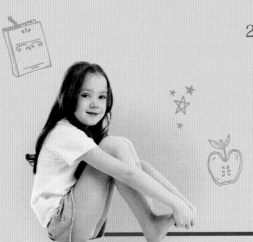

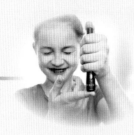

前言

Foreword

内分泌系统在人体中扮演着极其重要的角色,与身体的其他系统,尤其是免疫系统和神经系统交互作用,调控机体生理功能和内环境稳态,对生长发育、新陈代谢、精神状态、体力、睡眠、生殖甚至面容等方面都有影响,是生命活动的不可或缺的部分。

随着经济发展、生活水平改善,父母对孩子的关心越来越全面深入和细致,儿科疾病谱也已经由以急慢性感染性疾病为主变迁为以非感染性疾病为主,内分泌疾病发病率越来越高,也越来越受到人们的重视。近年内分泌领域得到迅猛发展,对内分泌疾病的认识不断深入,使内分泌疾病患儿可以得到更好的诊治。

但许多家长甚至医务人员并不了解内分泌系统和内分泌疾病。对于孩子吃得太多或太少、长得太胖或太瘦、发育得太早或太晚、长得太高或太矮等情况,家长或者是不重视,或者是重视了,但不知道去医院的哪个科就诊。而熟悉内分泌知识的人更是少见,如什么是下丘脑、垂体？甲状腺、甲状旁腺是干什么的？肾上腺有什么用处？这些地方出了问题孩子会有什么样的表现？因为不了解或不知道而导致耽误孩子诊断和治疗的情况时有发生，而很多时候一旦错过了治疗时机，后果难以逆转。

本书选择家长最为关心的一百多个与儿童内分泌系统相关的家庭养育、护理问题及到医院诊疗过程中常见的内分泌系统问题进行解答。共分为三部分：家庭健康教育指导、门诊健康教育指导、住院患儿健康教育指导。编者注重实用性、科学性，用深入浅出、通俗易懂、图文并茂的表达方式对家长普遍关心的科学养育及内分泌常见病的相关知识进行了介绍，为父母排忧解惑。希望广大家长能通过本书获得更多的知识，及早发现并处理儿童青少年期的常见问题，帮助孩子健康成长。本书适合于广大的父母群体，也可作为儿童保健工作者、基层医务人员和对内分泌感兴趣的医生的教材和参考书。

父母多一些常识，孩子就多一分健康！让我们一起为孩子的健康成长保驾护航！

书中若存在疏忽不妥之处，恳请广大读者提出宝贵意见和建议。

巩纯秀 姚 辉
2020 年 4 月

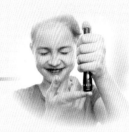

目录

Contents

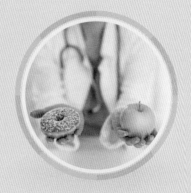

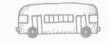

53　　PART 2
门诊健康教育指导

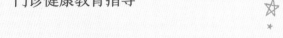

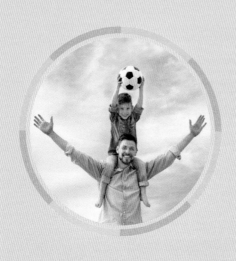

93 **PART 3**
住院患儿健康教育指导

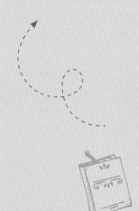
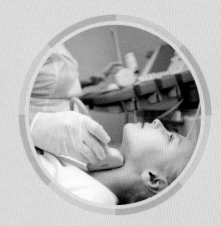

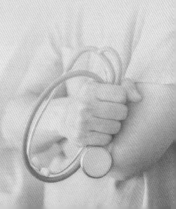

PART 1

家庭健康教育指导

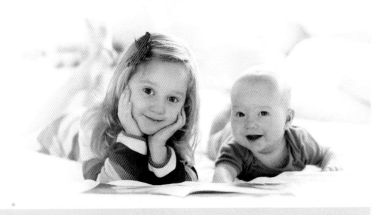

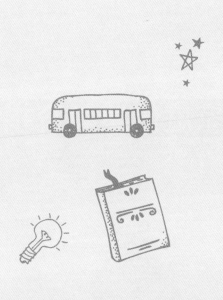

孩子为什么会得糖尿病？

儿童糖尿病多数为 1 型糖尿病,科学研究至目前为止还没有发现确切的发病原因。一般认为,这些孩子存在易感基因(遗传因素),在环境因素(尤其是病毒感染、有毒物质)的触发下,导致胰岛细胞的自身免疫反应(免疫因素),攻击并破坏胰岛细胞,使胰岛细胞数目减少,从而导致胰岛素分泌绝对减少而得病。另外一部分 2 型糖尿病的孩子多数与不良的生活方式有关,往往是因为进食过多高热量、高脂肪食物,运动量少,导致肥胖,从而影响胰岛素的降糖作用,使胰岛素相对减少而得病。

得了糖尿病怎么办？

当孩子被诊断为糖尿病时，家长和孩子要正视现实，积极面对，不盲目轻信广告宣传。接受正规、系统的糖尿病健康教育，一边治疗、一边学习、一边体会，了解有关糖尿病的基础知识，并做好自我管理和监测，增强与疾病抗争的信心和勇气。

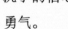
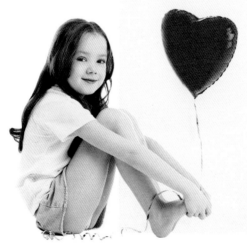

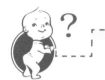

糖尿病可以治愈吗？

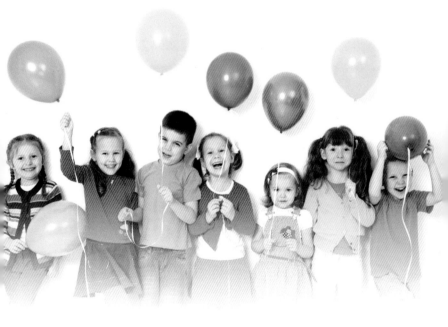

　　现有的医疗水平还不能治愈糖尿病，但是可以通过药物、合理的饮食、适当的运动、正规的健康教育和长期的自我管理，使血糖、血压、血脂等维持在正常范围，减少和延缓糖尿病急慢性并发症的发生。

儿童糖尿病和成人糖尿病
有什么不同？

儿童糖尿病多数为 1 型糖尿病,成人糖尿病多数为 2 型糖尿病。1 型糖尿病是胰岛素的绝对缺乏或减少,需要终生依赖胰岛素的治疗;而 2 型糖尿病为胰岛素抵抗和胰岛素的相对缺乏,可以通过生活方式干预或口服药物治疗,不需要完全依赖胰岛素。

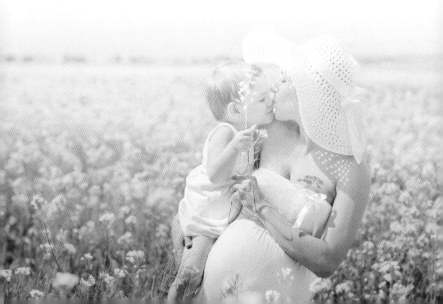

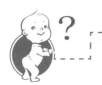

糖尿病会影响生长发育和智力吗?

糖尿病本身一般不影响孩子的生长发育和智力,但是糖尿病的并发症可以影响,例如,长期血糖控制不好时,持久的高血糖状态可抑制孩子生长激素的分泌,导致糖尿病侏儒;还有些孩子因胰岛素注射不当或进食不规律,反复出现严重低血糖,影响脑细胞的能量供给,从而影响智力水平。

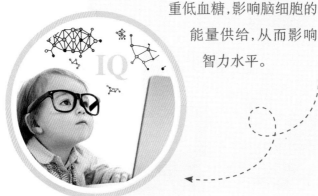

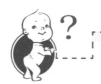

糖尿病如何合理饮食？
可以参加聚餐吗？
可以吃无糖食品或木糖醇吗？

合理的糖尿病饮食治疗要求根据患儿的年龄、性别、生长发育时期、种族、平时的饮食喜好和生活习惯、日常作息时间和运动情况等制订个性化的食谱，保证正

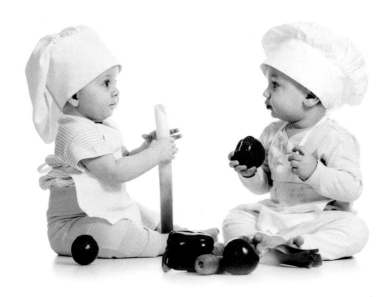

常的生长和青春期发育,防止或延缓急慢性并发症的发生。但要求均衡饮食、定时定量进餐,每天热量 1/2 来源于碳水化合物,脂肪来源的占 1/3,其余的为蛋白质来源。三餐分配为早、中、晚餐各 1/3,或早餐 1/5,中餐 2/5,晚餐 2/5。

要鼓励孩子参加宴会或朋友聚餐,但要有节制,适当调节一下。可提前建议炒菜不要放糖,少放些油、盐,了解宴会的主食、菜肴品种等。估计餐桌上各种食物大概的热卡含量,多吃绿色蔬菜,控制主食。可以适当增加胰岛素量,偶尔享用一下某些食物。尽量不饮酒,不喝饮料。并建议随身携带血糖仪,记录血糖。

无糖食品不能随意吃。因为无糖食品虽然不含蔗糖,但是仍由面粉制成,进入体内后可被分解为葡萄糖等单糖后吸收,也会导致血糖升高。偶尔进食时必须减去一部分主食。

不宜过多食用木糖醇。木糖醇可改善糖尿病患儿的口感,在体内新陈代谢不需要胰岛素参与,又不使血糖值升高,是糖尿病患儿安全的甜味剂、营养补充剂。但是木糖醇也是碳水化合物,吃得过多,对胃肠道有一定刺激,可引起腹胀和腹泻,还可使血中甘油三酯升高,长期可引起冠状动脉粥样硬化。

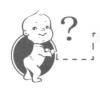

患儿感冒后不吃饭时可以
停打胰岛素吗?

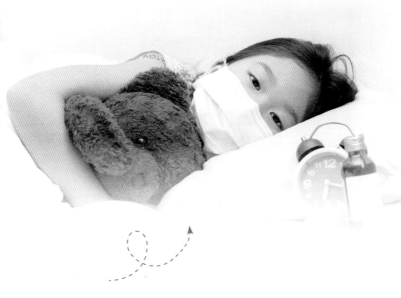

　　如果患儿感冒或有其他不适,不要随意停用胰岛素,可能需要临时增加或减少胰岛素用量。患儿不进食、血糖正常时,可以不注射餐前大剂量胰岛素,但是中效或长效胰岛素仍建议注射,可以适当减量。若不进食,但血糖升高,仍需要注射胰岛素。

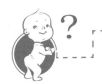

糖尿病患儿能运动吗?
什么形式的运动合适?
运动时需要注意些什么?

　　可以运动,并建议参加有氧运动,如散步、上下楼梯、慢跑、骑自行车、游泳等。但是有感染、酮症酸中毒或慢性并发症时不建议运动。运动前后要监测血糖,适当调整运动前后胰岛素用量,随身携带糖果、饼干等食物,防止发生低血糖,避免一个人进行有危险的运动,如攀岩等。

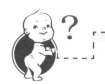

糖尿病患儿出现晕倒、
抽搐怎么办?

糖尿病患儿多因低血糖出现晕倒或抽搐,应使其侧卧,解开衣领,随时检查呼吸道是否通畅,呼吸、心跳是否平稳,切忌给其喂食、喂水,以免引起窒息,并立即送往就近医院抢救。

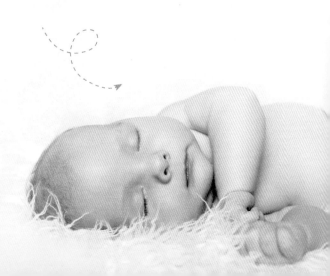

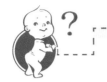

低血糖的表现是什么？
低血糖怎么处理？

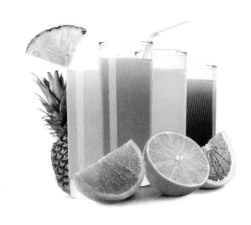

糖尿病患儿发生低血糖时常常会表现为出冷汗、头晕、眼花、手抖、恶心或呕吐等，小婴幼儿则可以表现为嗜睡、激惹、面色苍白等，严重的可出现行为异常、抽搐、昏迷甚至死亡。一旦发生有症状低血糖时，应立即口服可以迅速吸收的葡萄糖或蔗糖类食物（如葡萄糖块或水果糖、含糖饮料），随后再根据距下一餐的时间选用含吸收稍慢的碳水化合物食物（如饼干、面包、水果、牛奶等）。

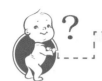

糖尿病患儿感冒了，该怎样用药呢？

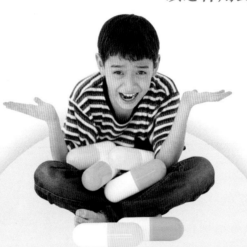

糖尿病患儿感冒了，不要乱吃药，要避免使用含糖药物，避免服用可能影响肝功能、肾功能、心功能的药物，慎用中药或中成药，服药的同时要多饮水或适量饮用无糖果汁等。

什么是先天性高胰岛素血症?

　　胰腺中胰岛细胞分泌的胰岛素是人体内唯一可以降低血糖的激素,它的分泌受血糖浓度的调节。各种原因引起胰岛素分泌异常可导致特征性的疾病:分泌减少可引起糖尿病,分泌增多就会出现低血糖。先天性高胰岛素血症是一种基因异常引起的胰岛素失调节性持续分泌,导致严重的难以纠正的低血糖,伴有低酮体、低脂血症。该病发病率低,有一定的遗传倾向,是婴幼儿持续性低血糖症最常见的病因,多发生于患儿出生后的 1 年内。当儿童频繁或持续出现严重低血糖,血糖低于 2.8mmol/L 时,出现:①高胰岛素血症(血浆胰岛素 >2μU/ml);②低脂肪酸血症(血浆游离脂肪酸 <1.5mmol/L);

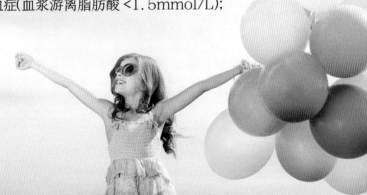

③低酮血症(血浆 β- 羟丁酸 <2mmol/L);④葡萄糖口服或静脉治疗有效时即可诊断。迄今已明确了 11 种遗传学类型,最常见的为 ATP 敏感性钾通道型高胰岛素血症,其次为谷氨酸脱氢酶型高胰岛素血症(GDH-HI)、葡萄糖激酶型高胰岛素血症、3- 羟基丁酰辅酶 A 脱氢酶型高胰岛素血症等。

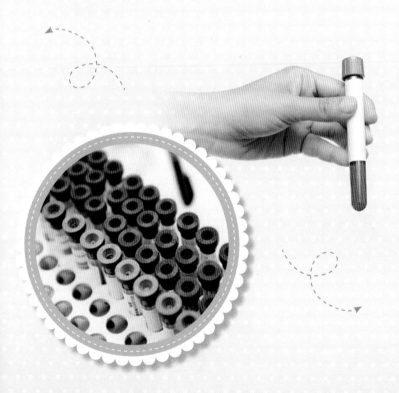

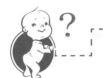

低血糖的原因有哪些？

　　血中的糖分称为血糖，是机体必不可少的能量来源，维持人体的基础生理功能。当血中糖浓度低于正常低限时（血糖 <2.8mmol/L）即为低血糖。表现如乏力、四肢发凉、紧张、注意力不集中及心悸、大汗、饥饿感等。出现低血糖的原因有很多，每天我们摄入的食物可转化为糖分来支持一天的活动，并会储备一部分在肝脏和脂肪，以便血糖不足时进行补充，这个循环中任何一个环节出现异常都可能导致低血糖。

　　✿ 底物生成不足：酮症性低血糖为儿童低血糖最常见的病因，由于婴儿和儿童食物相对单一，许多肝脏的酶也相对缺乏，肝糖输出减少，故糖摄入及生成不足容易发生低血糖。

　　✿ 升糖激素不足：因单纯性生长激素缺乏、肾上腺皮质功能不全或全垂体功能减低引起体内的一些升糖激素生成减少。

✿ 先天遗传代谢性疾病如糖原贮积症、遗传性果糖不耐受和半乳糖血症等不能有效地促进糖的转化均可因生成不足而引起低血糖症,有机酸代谢异常疾病也可引起低血糖。

✿ 糖消耗过多:胰岛素是人体内唯一的降糖激素,它的浓度升高会导致血糖消耗过多而出现低血糖,先天性高胰岛素血症是最常见的疾病,该病可出现内源性胰岛素过度分泌,不受血糖浓度的调节。外源性胰岛素过多常见于 1 型糖尿病儿童,由于注射胰岛素后未及时进食,或注射胰岛素过量,或剧烈运动等原因而出现低血糖症状。

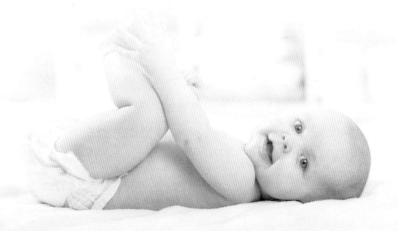

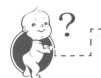

低血糖的危害有什么?

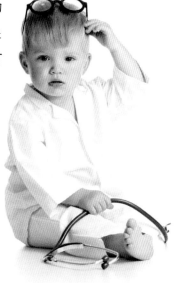

　　人的机体维持正常生理功能需要能量,而能量最重要的来源为血中的葡萄糖。低血糖可造成机体各部分"燃料"不足,短时可影响功能,出现交感神经兴奋症状,如大汗、颤抖、心悸、饥饿、无力、面色苍白、四肢冰凉、收缩压轻度升高、紧张焦虑、思维和语言迟钝、头晕、嗜睡等,而持续时间过长或频繁反复的低血糖可造成机体不可逆的损伤。其中人的大脑对血糖最敏感,我们的脑组织储存葡萄糖极少,但糖的需要量很大,据报道低血糖持续30分钟以上可造成脑细胞变性等不可逆损伤,引起智力和运动发育迟滞或出现继发性癫痫等后遗症。严重时还可出现脑水肿,导致脑瘫、不可逆性的昏迷,甚至死亡。

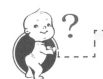

低血糖如何监测血糖？

低血糖的表现极具个体化,每个孩子表现均可不相同,且婴儿尤其是新生儿出现低血糖时常无明显的症状和体征,临床表现常不典型,容易漏诊、误诊。早期发现低血糖,明确诊断对孩子改善预后是十分重要的。因此,对于出现喂养困难、嗜睡、皮肤青紫、哭声异常、抖动、惊厥、抽搐甚至昏迷的婴幼儿应定期进行静脉或末梢血糖监测,以便及时发现低血糖症。根据病因不同及病情严重程度的不同,血糖监测的频率也不尽相同,酮症性低血糖可于晨起及饭前 1~2 小时测量,严重先天性高胰岛素血症未控制者需每 2 小时监测血糖。

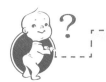

我的孩子身高很矮吗？
身高在什么情况下需要
向内分泌医师咨询？

　　矮身材是指在相似生活环境下,身高较同种族、同性别、同年龄健康儿童身高平均值低于 2 个标准差（-2SD）或处于第 3 百分位数以下。目前内分泌医师参照我国 2005 年九省／市儿童体格发育调查数据研究制定的中国儿童生长标准和相应的生长曲线图诊断。

　　正常儿童的身高应在平均身高加减 2 个标准差（±2SD）范围之内。如果您的孩子身高在 2 个标准差以下（-2SD）或者在班级里倒数前 3 名,则有必要向内分泌医师咨询,必要时做相应的检查,以明确身

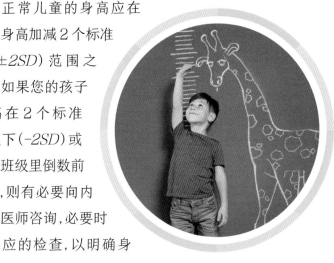

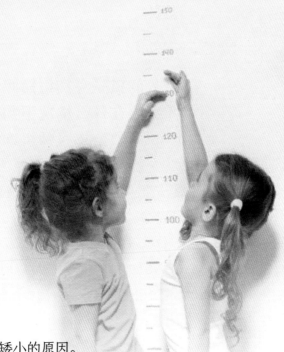

材矮小的原因。

　　生长速率是指孩子每年的身高增长数。正常孩子的发育是一个连续渐进不均衡的过程,它遵循着一定的规律。一般情况下,出生时平均身长为50cm,生后第一年身长增加25cm左右,第二年增加10~12cm,以后每年身高增加约6~7cm,青春期是第二个生长加速期,身高可增加20~25cm。如果您的孩子在某个阶段,生长速率偏离了正常范围,则有必要及时找内分泌医师寻找原因,及时予以诊治。

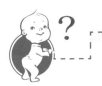

如果发现孩子身材矮小，
多大年龄治疗比较好？

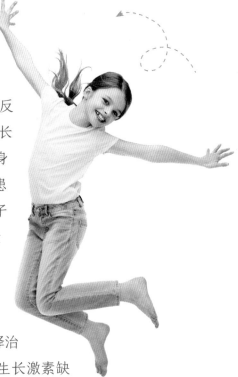

身材矮小在临床上强调"早发现、早诊断、早治疗"，孩子的年龄越小，骨骺的软骨层增生及分化越活跃，孩子生长的空间及潜力越大，对治疗的反应越敏感，药物促生长效果越好；另一方面，身材矮小的治疗费用跟患儿的体重成正比，孩子的体重越重，用药剂量就越大，治疗费用就越高。

一般情况下，不同原因所致的矮小选择治疗的年龄稍有区别。生长激素缺乏症的患儿一般 4~6 岁开始治疗；特发性矮小，国内推荐 5 岁时开始使用重组人生长激素（recombination human growth hormone，rhGH）治疗；小于胎龄儿，国内建议≥4 岁身高仍在同年龄、同性别正常儿童平均身高 –2SD 以下，即可开始治疗；特纳综合征患儿身高位于正常女孩生长曲线的第 5 百分位数以下时即可开始 rhGH 治疗，可早至 2 岁时开始。

骨龄决定着人体的生长潜力，在一定范围内，骨龄越小留给医师治疗的空间越大，所能获得的身高增长也就越多，骨龄越大，骨骺闭合则失去了治疗的机会。

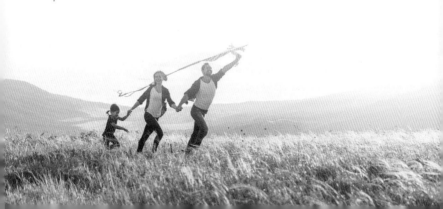

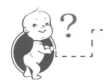

如何监测身高?

孩子在不同的发育阶段,身高的增长速度有所不同。家长首先要了解健康儿童的生长发育规律,不同年龄段的身高标准、生长曲线,以及正确的测量方法。定期准确地测量孩子的身高体重,并做记录,如有条件可绘制生长曲线图,这样可以更直观地看到孩子的生长发育状况。

具体测量方法:

❀ 3岁以下的孩子测量时应采取仰卧位,称为身长;3岁以后的孩子则采取立位测量,称为身高;一般立位的测量值较卧位少1~2cm。

卧位测量:仰卧于较硬的平板上,腿伸直,测量头顶至脚跟的长度。

立位测量:孩子脱鞋直立,两眼平视前方,头后部、胸、脊柱、臀部靠墙,脚后跟并拢,尽量成一条直线,反复测量3次,取平均值。

✿ 要在同一时间测量身高,上午、下午身高稍有不同,上午的身高较下午身高稍高。

✿ 将定期测量的数值记录并保存,可与正常值比较,也可计算生长速率,来评估孩子的生长情况;还可在正常的生长曲线图上记录每次测量的数值,连成一条曲线,观察孩子的身高在哪个范围,或者曲线是上升,还是下降,或是一段时间比较平缓,可及时与内分泌医师联系。

✿ 还可测量体重、坐高、指距、头围等。

✿ 婴儿期(1岁以内):生长发育较快,有条件可每月测量1次;1~3岁可3~4个月测量1次,3岁以后可3~6个月测量1次。

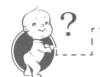

哪些因素可以影响身高?

儿童生长发育是一个复杂的过程,虽按一定的规律发展,但在一定范围内受遗传、环境等因素的影响,存在着相当大的个体差异,每个人生长的"轨迹"不完全相同。评价时要考虑到个体的不同影响因素,才能作出正确的判断。

遗传因素:父母双方的遗传基因决定孩子的生长发育"轨迹",即特征、潜力、趋向等,种族、家族的遗传信息起到了很重要的作用;遗传代谢性疾病、染色体畸形、内分泌障碍等,更与遗传直接相关。

营养因素:合理、充足的营养素可使生长潜力得到充分的发挥,营养是生长发育的物质基础,如果营养不良则会导致体重不增,身高不长,各个系统、脏器功能的发育也会受到影响。年龄越小,营养状态的影响越大。

疾病:疾病对小儿的生长发育影响也极为明显。急性感染常使体重减轻,长期慢性疾病则会影响身高和体重的增长,如慢性腹泻、肝肾疾病等;先天性疾病如先天性心脏病,可造成生长迟缓;内分泌疾病常引起骨骼生长及神经系统发育障碍;一些遗传代谢性疾病、染色体疾病均会造成小儿的生长发育异常。

✿ **环境因素**:良好的居住条件及生活习惯,轻松愉快的生活环境,阳光充足,水源清洁以及适当的锻炼,是促进儿童生长发育达到最佳状态的重要因素。

遗传对身高起着重要的作用,但后天的营养及环境因素对遗传潜力的发挥也起到了相当大的影响。

什么年龄出现性发育才是性早熟?
男孩女孩一样吗?

　　一般认为女孩在 8 岁、男孩在 9 岁以前出现性发育征象者,临床可判断为性早熟。男孩和女孩性发育的过程和时间不一样。

　　青春期是从儿童转入成人的过渡时期,即从第二性征出现开始,直至体格发育停止为止。其性发育遵循一定的规律,女孩青春期发育顺序为:乳房发育→阴毛→外生殖器的改变→月经来潮→腋毛,整个过程约需 0.5~4年,平均 2 年。在乳房开始发育后,身高会急剧增长,在生长高峰结束后,通常会出现月经来潮。

男孩性发育则首先表现为睾丸容积增大（睾丸容积超过 4ml 时即标志青春期开始，达到 6ml 以上时即可有遗精现象）→继之阴茎增长增粗→出现阴毛腋毛生长及声音低沉、胡须等成年男性体态特征，整个过程需 5 年以上。

在第二性征出现时，小儿身高和体重增长加速。

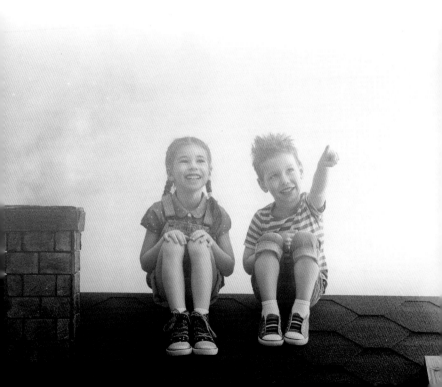

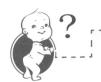

性早熟的原因有哪些?

性早熟的病因很多,可按下丘脑-垂体-性腺轴功能是否提前发动,而分为中枢性性早熟(真性性早熟)和外周性性早熟(假性性早熟)两类。

❀ **中枢性性早熟**:中枢性性早熟主要包括继发于中枢神经系统的各种器质性病变和特发性性早熟两大类。在中枢性性早熟中,经检查未发现患儿提前启动青春发育器质性病因的性早熟为特发性性早熟。80%以上女孩属于特发性性早熟,而男孩特发性性早熟则仅占20%,多数为器质性病变所致的继发性性早熟,故对男孩中枢性性早熟尤应注意探查原发疾病。继发性性早熟,多见于中枢神经系统异常:①下丘脑垂体病变:如错构瘤、神经母细胞瘤、松果体病等;中枢神经系统感染;外伤、术后、头颅放疗或化疗等。②先天性发育异常或畸形：如脑积水、蛛网膜囊肿、中隔 - 视中隔发育不全、鞍上囊肿等。③其他疾病，如原发性甲状腺功能减退症、肿瘤（分泌促黄体生成激素的腺瘤、星形细胞瘤、胶质瘤）等。

❀ **外周性性早熟**：以前亦称假性性早熟。是非受控于下丘脑 - 垂体 - 性腺轴功能所引起的性早熟，有性激素水平升高，但下丘脑 - 垂体 - 性腺轴不启动。包括肾上腺疾病、性腺肿瘤、外源性摄入含雌激素的药物、食物、化妆品等。

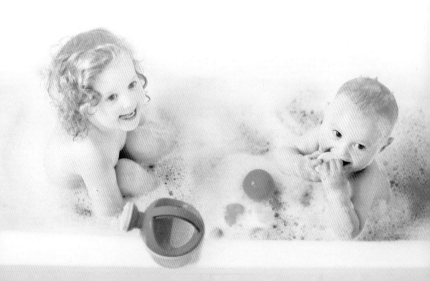

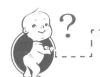

性早熟会对孩子有什么影响?

性早熟对孩子的影响主要表现在如下几个方面:首先,由于孩子青春期提前,性征提早出现,女孩较小年龄如 10 岁以前就月经来潮,可造成孩子神经紧张、注意力分散,容易影响学习;其次,由于孩子年龄小生活不会自理,月经来潮会给家长造成照料上的一些负担;此外,由于患儿智力和性心理发育落后于性征的发育,容易发生一些社会问题。最后,在性征提早出现的同时,往往伴随着骨骼生长的加速,孩子暂时看起来比同龄的儿童长得快、长得高,但由于其骨骺提前融合,所以最终身高往往比正常的同龄人矮。

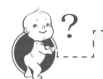

青春期男孩乳房发育是病吗？

青春期男性乳房发育是指男性在青春发育时,乳腺组织良性增生所导致的一侧或两侧乳腺的增大。一般发生在 12~16 岁,增大的乳腺组织一般不超过 3cm,可能是不对称的,并有轻度触痛,大多持续 12~18 个月,随男性性发育的成熟而逐渐缩小至消失,也有的持续 2~3 年,甚至长期存在。

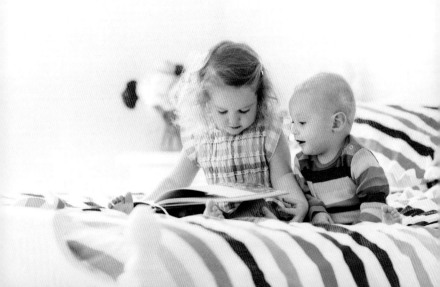

　　青春期男性乳房发育主要是由于雄激素和雌激素水平的相对不平衡所导致的。雌激素水平的绝对或相对升高，游离雄激素合成的减少，循环中浓度下降及活性的减弱，或乳腺组织对正常水平

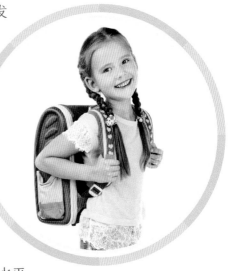

雌激素的敏感性增高均可引起男性乳房发育。青春期男性在血清睾酮浓度达到峰值之前，其雌二醇浓度就已达到成年水平，而造成雄激素／雌激素的比例失常，出现青春期男性乳房发育。

　　需要与睾丸肿瘤及女性化肾上腺皮质肿瘤、性腺功能减退和雄激素不敏感综合征、性腺外组织对雌激素前体芳香化作用增强、药物因素等疾病相鉴别。

肥胖对儿童的健康有哪些危害?

✿ **2型糖尿病:**近年来,10岁以上肥胖儿童中2型糖尿病发病率出现令人担忧的增长,患儿不得不过早地用上降糖药。严重者出现酮症酸中毒、呼吸困难,危及生命。

✿ **血脂增高:**脂肪沉积在血管内壁或肝脏、大脑、心脏等部位,引起相应脏器的异常,如血管壁硬化、肝功能损伤、认知和学习能力下降、高血压等。

✿ **月经紊乱:**过度肥胖会使青少年女孩处于月经紊乱和多囊卵巢综合征的高风险之中,直接影响到患儿将来的生育功能。

✿ **阴茎发育不良及男子乳房发育**:过多脂肪包埋阴茎和阴囊,影响外生殖器的发育,同时脂肪过多乳房增大明显,易遭嘲笑。

✿ **阻塞性睡眠呼吸暂停**:俗称打鼾,由于睡眠质量下降,导致身高增长缓慢、白天注意力不集中。

✿ **骨关节异常**:由于负重过度,可出现股骨头滑脱、膝外翻、骨折、扁平足、脊柱侧弯和骨性关节炎等。

✿ **皮肤损害**:常见的有黑棘皮病、毛囊炎、外阴部湿疹、破损等,黑棘皮征多见于颈部、腋下、关节部位,表现为色素沉着过度、皮肤增厚,与胰岛素抵抗有关。

✿ **体能下降**:重度肥胖患儿运动后常出现气喘、胸闷等表现,体育成绩难以达标。

✿ **心理影响**:在严重肥胖的青少年中,48%有中等至严重的抑郁综合征,35%有焦虑,肥胖女孩比非肥胖女孩更有尝试自杀的倾向。

儿童肥胖形成的原因有哪些？

✿ **不良饮食习惯和摄食过多**：肥胖儿童往往进食快，多偏爱油炸食品、含糖饮料、肉类、汉堡、蛋糕等高热量食物，不喜欢蔬菜。

✿ **体力活动过少**：作业多、电脑游戏或电视节目诱惑、各种补习班等，使得患儿体力活动时间过少，能量不易消耗。

✿ **遗传因素**：父母均肥胖的儿童易患肥胖，这些家庭更应该及早采取妥当措施预防肥胖的发生。

✿ **过度喂养**：婴幼儿时期喂养过度常导致儿童青少年时期肥胖，因为这个时期是脂肪细胞数目增多的时期。老年人常有"吃得多才能长得快"这样的社会偏见,他们照料的宝宝容易出现肥胖;而孕后期过度营养导致患儿出生体重大于 4kg,也是导致肥胖不可忽视的因素。

✿ **社会因素**:目前很多学校只注重学习成绩,丢掉了"德、智、体"全面发展的教育之本,在儿童肥胖形成方面有着推波助澜作用。而一些疾病或药物引起的继发性肥胖更需要引起重视,这些患儿体重短时间显著增加,可伴乏力、多毛等异常现象,需要尽早到医院进行检查和治疗。

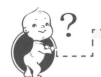

甲状腺功能亢进有哪些症状?

甲状腺功能亢进症简称"甲亢",是由于甲状腺合成释放过多的甲状腺激素,造成机体代谢亢进和交感神经兴奋,引起心悸、出汗、进食和便次增多及体重减少的病症。甲亢患儿的表现主要有以下几个方面:①甲状腺激素是促进新陈代谢,促进机体氧化还原反应,代谢亢进需要机体增加进食,出现多食;②胃肠活动增强,出现大便次增多;③机体基础代谢率增加,能量消耗增多,患儿表现体重减少;④产热增多表现怕热出汗,个别患儿出现低热;⑤甲状腺激素增多刺激交感神经兴奋,临床表现心悸、心动过速,失眠,对周围事物敏感,注意力不集中,情绪波动,甚至焦虑、激动、暴躁;⑥体检可见消瘦、甲状腺肿大、心率快、手颤,部分有突眼。

甲状腺功能亢进会遗传吗？
会复发么？

　　甲状腺功能亢进(甲亢)是以遗传为背景,在感染、药物、精神刺激等环境因素作用下,诱发体液免疫和细胞免疫功能紊乱,导致甲状腺肿大、功能亢进的临床综合征。大量的流行病学证据表明,遗传因素在甲亢的发病中起重要作用。甲亢的发生呈明显的家族聚集性,患儿同胞的患病危险性为普通人群的 15 倍,单卵双生子的患病一致率明显高于异卵双生子。

　　很多甲亢患儿在治疗后都有复发现象,常见原因:①药量不足或治疗不规范,疗程不够,病情好转就停药,病情加重再服药,如此反复长期不愈;②有甲亢家族史,学习紧张得不到休息;③青春发育期。其他外因,如感染、精神打击等。

甲状腺功能亢进可以吃海产品吗？

碘是合成甲状腺素的重要原料，为维持甲状腺的正常功能，合成一定量的甲状腺素以供外周组织的需要，人类每天至少需摄入 60μg 的元素碘。食物是碘的主要来源，不同地区人群摄入碘的量取决于该地区土壤和水中的含碘，也就是取决于食物中的含碘量；碘的另一来源是甲状腺激素脱下的碘被再利用。对于甲亢患儿来说，要避免含碘高的食物，如海带、紫菜、海鱼、海虾等海产品。由于碘是合成甲状腺素的原料，在一定剂量范围内，碘摄入越多，甲状腺素合成越多，所以高碘饮食可能加重病情。

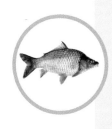

甲状腺功能亢进可以治愈吗?

如果治愈的判断标准是停药后甲状腺功能正常的话,自身免疫性 Graves 病引起的甲亢可以完全治愈。甲亢的药物治疗病程一般较长,至少 2 年,长者 8~10 年。治愈的前提是规范治疗,按时随访,定期检查甲状腺功能以便及时调整药量,注意合理的营养,多休息,适当的有氧运动,禁食海鲜,保持心情舒畅。

甲亢有一定比例的复发率,所以减药至停止治疗后 0.5~1 年应密切随访,每 3 个月复查甲状腺功能,重新有症状时亦应及时复查。复发的诱因多为应激、感染或青春发育。

脖子粗什么时候消失？

甲状腺功能亢进症所致甲状腺肿大、脖子粗，是由于自身免疫性炎症引起的。予以抗甲状腺药物治疗后甲状腺功能逐渐正常，但甲状腺内免疫反应仍然存在，脖子粗可略为逐渐减轻，但难以完全消退。

碘缺乏，即地方性甲状腺肿所致大脖子病，主要原因是碘缺乏时合成甲状腺激素不足，反馈引起垂体分泌过量的促甲状腺激素(TSH)，刺激甲状腺增生肥大。甲状腺体积随着碘缺乏程度的加重而增加，补充碘剂后，甲状腺肿的患病率显著下降。

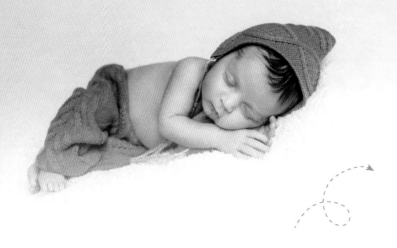

　　青春期甲状腺肿指的是在非缺碘地区青春期孩子出现的甲状腺肿。这种情况比较常见，尤其女孩更多见。其特点是甲状腺为轻度肿大，摸起来甲状腺表面光滑、柔软、对称、没有结节。青春期后甲状腺常能自行缩小，一般无需特殊治疗。

　　不论哪种情况，如甲状腺已有纤维化和钙化、病程长者，特别是甲状腺在 3 度以上的患儿，甚至有压迫症状，则甲状腺一般难以回缩至正常，脖子粗则难以消失。

先天性甲状腺功能减退影响智力和生长发育吗？

先天性甲状腺功能减退(简称甲减)的主要原因是甲状腺不发育或发育不全,使甲状腺激素合成不足。而生后早期是大脑高速发育的阶段,甲状腺激素对大脑的发育至关重要,延迟治疗者可有不可逆性中枢神经系统发育缺陷,造成患儿体格发育滞后及智力发展迟缓,临床主要特征是生长发育落后和智能落后。甲状腺功能减退引起的智力落后是难以挽回的。而新生儿时期,由于甲状腺功能减退患儿的体征和症状并不典型,非常容易出现误诊及漏诊,所以需要进行新生儿筛查和小婴儿甲状腺功能的检查。一旦确诊为先天性甲状腺功能减退症后,必须尽快地给予甲状腺制剂进行治疗。治疗越早对脑发育越有利,并须足量足疗程治疗,需终生补充治疗。

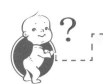

肋缘外翻、枕秃是佝偻病吗？

佝偻病活动期可见枕秃和肋缘外翻，但佝偻病的诊断主要依据孩子维生素D缺乏史、临床症状与体征，结合血生化及X线片等检查来确诊，不能仅凭枕秃和肋缘外翻诊断佝偻病。如果小朋友出现枕秃不见得是佝偻病，因为这个阶段的孩子处于生理性脱发阶段，又爱出汗，可以因为摩擦而出现枕秃，可以暂不处理，一般2岁左右头发就完全长好了。佝偻病的孩子也会出现枕秃，但还会伴有多汗、夜惊、夜啼，囟门增大或闭合延迟甚至方形颅、马鞍颅等其他症状。正常孩子也有可能出现肋骨外翻的情况，这与肋间肌发育与骨骼发育不协调有一定的关系，随着发育会自行纠正。

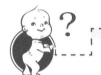

佝偻病是缺钙吗？

一些父母认为佝偻病就是缺钙，其实并不是如此，通常说的佝偻病主要指营养性的，其实是维生素 D 缺乏引起的。枕秃、肋骨外翻、漏斗胸、鸡胸等症状都是维生素 D 缺乏性佝偻病的症状，而佝偻病与缺钙是两回事。在正常的小儿生长发育过程中维生素 D 可以促进小肠吸收钙，增加肾脏对钙、磷的重吸收，促进钙盐在骨组织中沉积，从而促进骨骼的正常发育。当维生素 D 缺乏时肠道吸收钙磷减少，肾脏对钙、磷的重吸收减少，血中的钙、磷浓度不足，钙盐不能在骨组织中沉积，导致骨骼发育过程障碍，从而就会出现一系列的佝偻病症状。所以缺钙是继发于维生素 D 的缺乏，把佝偻病称为缺钙是不正确的。

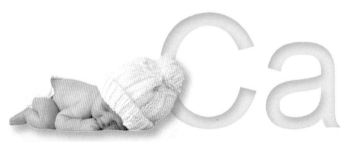

什么是维生素 D 缺乏性佝偻病？

　　佝偻病是因孩子体内维生素 D 缺乏，引起钙磷代谢紊乱而造成的一种代谢性骨骼疾病。晒太阳时间少的宝宝、吃奶少的宝宝以及生长发育快的宝宝很容易出现维生素 D 的缺乏，影响宝宝骨骼的生长发育。

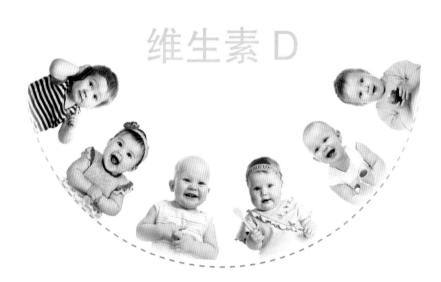

佝偻病的孩子可以上体育课吗？

家长要知道佝偻病有轻、中、重之分,大多数孩子是轻、中程度,重度毕竟是少数。只有孩子患重度佝偻病的时候,孩子骨骼出现严重畸形,动作和运动功能的发育才会受到明显的影响,如站立、行走、跑、跳等动作,这样的孩子是不建议上体育课的。但一般轻、中度佝偻病的孩子还是可以跑跳自如,并不影响孩子体育课的玩耍。

但是家长要知道这个时候孩子的骨骼已经钙化不全,若忽略了孩子的病情,未到医院及时作正确的诊断和治疗,往往会使孩子下肢的畸形加重,甚至引起病理性骨折。

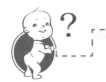

什么是多饮、多尿?

每天尿量大于 $3\,000ml/m^2$ 是多饮多尿的诊断标准。由于肾小管不能浓缩原尿,使排出的尿比重降低,尿量增加。

正常人由于大量运动、天气炎热或发热口服退热药物,都会使身体失去水分。正常人就会通过大量喝水,以弥补身体丢失的水分而避免脱水,但是尿量不会明显增加。在上述诱发因素去除后,多饮多尿症状可以改善。

有些家长认为多饮水有利于孩子健康,故经常让孩子喝很多水,甚至达到 $3\,000ml/m^2$ 的标准,人体内的体液平衡机制使喝的过量的水分排出,则出现多尿症状。这些孩子的多饮的特点是玩得高兴的

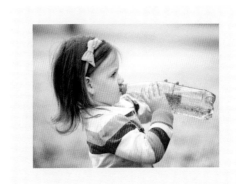

时候、专注看电视节目或是夜间睡眠中很少排尿,且晨起尿多为浓缩尿,所以称为精神性多饮。

　　孩子常常频繁喝水和排尿,并且夜间也要喝水和排尿,甚至影响睡眠,尿色淡如白水,就可能是由于一些疾病导致的多饮多尿,则需要带孩子就诊。化验尿时,尿液比重常低至 1.005 以下,尿渗透压低于血渗透压,则可能为尿崩症,需要内分泌医师进行诊疗。

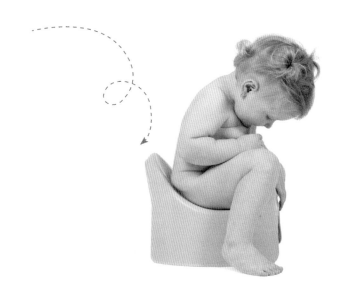

PART 2

门诊健康教育指导

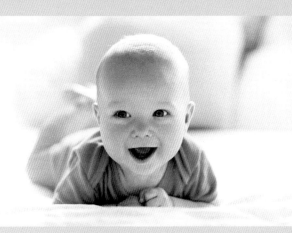

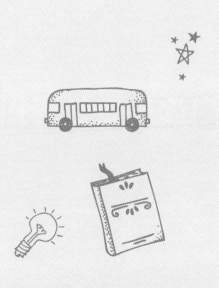

如何皮下注射胰岛素?

胰岛素为皮下深层组织注射。注射前先要核对注射剂量;注射前需要排气;注射器垂直或倾斜 45° 刺入皮肤(如果孩子比较消瘦,可以用两个手指捏起注射部位的皮肤再进行注射);固定针头,回抽无回血后推药,停留 10 秒后拔出注射器,轻按数秒。

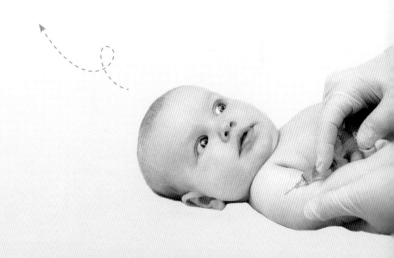

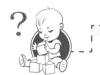

胰岛素在家如何储存？

胰岛素不能冷冻保存；建议未开封使用的胰岛素储存在 2~8℃的冰箱中；开启使用的胰岛素可存放于室温 25℃以下的阴凉通风处，要注意避免阳光的直射，并远离暖气、煤气灶等热源；开启并已经使用的胰岛素只能存放 4 周；胰岛素存放还需注意避免剧烈震荡或温度变化。

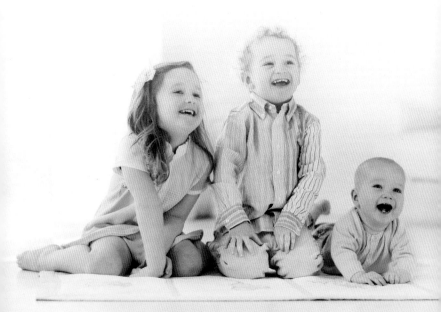

如何进行糖尿病的血糖监测?

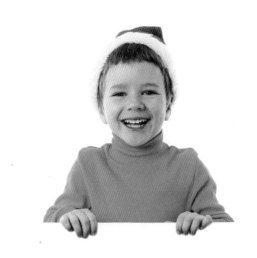

　　糖尿病患儿血糖监测多为使用血糖仪进行自我血糖监测。监测血糖的时间一般选择三餐前、三餐后2小时,睡前、夜间2点或3点。通常每天4~8次。并记录血糖监测结果及影响血糖波动的可能事件。当调整胰岛素剂量、改变运动和饮食习惯时,需要加测血糖。

测血糖时如何取血？

　　测血糖的采血部位一般为手指指腹或两侧,选择外侧时疼痛感稍轻,并注意经常轮换采血部位。采血前调整采血针或笔的深度,采血时尽量使血液自动流出,不能用力挤压;为保证一次采血成功,可以先按摩采血部位或轻轻甩动手臂。

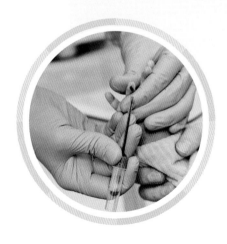

购买血糖仪要注意什么?

购买血糖仪时首先要注意血糖仪的准确性,应尽量与同时静脉抽血的测试值相近;其次注意血糖仪的操作是否简便、需要的血量多少、显示屏的大小和清晰度、血糖仪的外观等;还应了解血糖仪的售后服务工作,试纸的供货情况是否充足;并根据家庭经济情况选择价格合适的血糖仪。

什么时候达到"蜜月期"？
"蜜月期"一般多长时间？

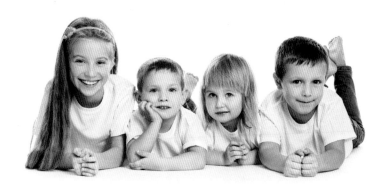

　　"蜜月期"是指每天胰岛素总量低于每千克体重0.5U时血糖仍控制很满意。一般在使用胰岛素治疗后第1~6个月部分孩子就可以进入"蜜月期"。"蜜月期"长短不一，大多在数月到1年。在"蜜月期"部分孩子可以不使用胰岛素，也有孩子仅需要使用很少剂量的餐前大剂量或仅使用长效胰岛素。但是否可以完全停用胰岛素目前学术界尚有争议。

糖尿病患儿需要复诊哪些项目？

糖尿病患儿要求每 3~6 个月复诊 1 次，复诊时要携带糖尿病日记，每 3 个月复查糖化血红蛋白，根据病程长短，定期进行慢性并发症的筛查，如复查血生化、甲状腺功能、尿微量白蛋白、眼底检查、神经传导等；定期进行营养评估、生长发育评估。

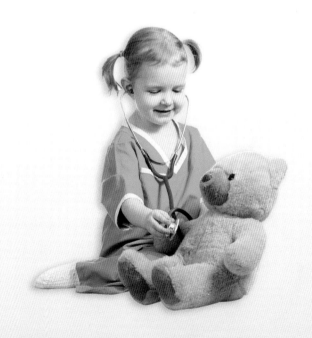

尿中出现酮体怎么办？
什么时候需要注意糖尿病酮症酸中毒？

如果尿中出现酮体，血糖也升高，提示存在酮症，一定要积极处理。每次排尿应监测尿酮体，直至阴性为止；同时增加短效或速效胰岛素剂量，可以不等到下次胰岛素注射的时间，并且每小时监测血糖。另外需要保证充足的水分，以免发生脱水。如果持续呕吐，血糖居高不下，应及时送医院就诊。

当患儿多饮多尿症状加重，短期内体重明显减轻，出现恶心、呕吐、腹痛、极度疲乏、深大呼吸、烦躁、神志不清、昏睡、脱水等征象，提示可能存在酮症酸中毒，要及时送医院救治。

如何判断孩子生长发育迟缓?

儿童的生长发育是一个连续渐进不均衡的过程,它遵循着一定的规律。一般将小儿年龄分为七期,即胎儿期、新生儿期、婴儿期、幼儿期、学龄前期、学龄期及

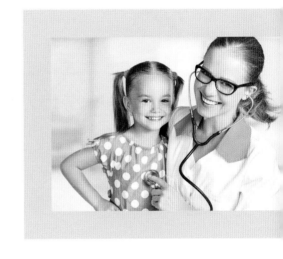

青春期。每个阶段小儿的生长发育有其特殊性。

⚙ 新生儿期:从胎儿娩出脐带结扎时开始至28天。此期包含在婴儿期,是婴儿期的一个特殊阶段。出生时平均身长为50cm。

⚙ 婴儿期:从出生到1岁之前。是生长发育极其旺盛的一年,是生后身高增长的第一个加速期。这一年身高增加25cm左右,即1岁时身长约为75cm。

✿ 幼儿期:从 1 岁至满 3 岁之前。此期生长发育较前稍减慢,在生后第二年身高增加 10~12cm,即 2 岁时身长约 87cm。

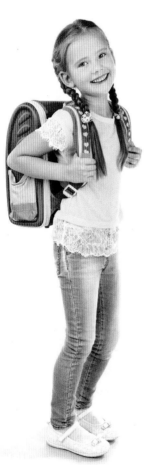

✿ 2 岁之后至青春期前,身高每年增长 6~7cm。

✿ 青春期:是身高增长的第二个加速期,男孩的身高增长高峰约晚于女孩 2 年,而每年的身高增长值大于女孩。因此,最终的身高,一般来说男孩比女孩高。此期身高可增加 20~25cm。

如果您的孩子在某个阶段,生长速度偏离了正常范围,则有必要找内分泌医师寻找原因,及时予以诊治。

身材矮小患儿需要做哪些检查？

导致身材矮小的原因很多，包括：一些全身性疾病、内分泌疾病、遗传代谢性疾病、染色体疾病等。因此，对矮小患儿要做全面的、详细的病史、家族史问诊、体格检查以及相关的辅助检查。

❀ 测量身高体重，评价生长发育情况，了解身高的增长速率。

❀ 详细的体格检查：除了一般的体格检查外，还需检查性发育的分期。

❀ 辅助检查：常规的血尿、生化检查；甲状腺功能及其他内分泌激素的测定；女孩要做染色体检查；拍骨龄片；做腹部彩超；做生长激素激发试验以及胰岛素样生长因子(IGF-1)的测定；下丘脑、垂体的影像学检查。

❀ 生长激素(GH)激发试验：是非常重要的一个

特殊检查。包括筛查试验及确诊试验。筛查试验一般采取运动前后生长激素的测定,来大概判断生长激素是否缺乏;确诊需要做药物激发试验:选择两种药物来做激发试验,选择的药物有精氨酸、可乐定、左旋多巴、胰岛素等。

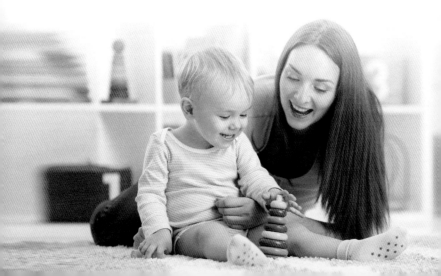

如何知道孩子的骨龄？
骨龄和身高有什么关系？

骨龄即骨骼年龄，是儿童各年龄时期骨的成熟度，由儿童的骨骼钙化程度所决定的。骨龄能较精确地反映从出生到完全成熟的各年龄阶段的发育水平，是评价儿童发育情况的良好指标。

判断骨龄一般拍左手腕、掌、指骨正位 X 线片，此部位集中了长骨、短骨和圆骨，能够反映全身骨骼生长和成熟的状况，而且方法简单，对人体损害也最小。判断骨钙化程度主要看三点：骨化中心的数目和大小，骨化中心和骨骺的形态变化，骨骺和骨干的愈合情况。

评价骨龄，目前国内外使用最多的方法是 G-P 法（Greulich & Pyle）和 TW3（Tanner-Whitehouse），我国临床上多采用 G-P 法，即将受检儿童的骨龄片与标准图谱比较,与标准图谱最相似的那个年龄即为受检儿童的骨龄。正常情况下,骨龄与实际年龄的差别应在 ±1 岁之间,落后或超前过多即为异常。

骨龄能较准确地反映儿童生长发育水平及成熟程度,从而可以判断孩子生长发育的潜力及性成熟的趋向。通过骨龄还可以预测终身高。在临床上内分泌常见的一个疾病——性早熟,由于孩子性发育的提前,使骨的成熟加速,造成骨龄提前,骨骺提前闭合,部分患儿的身高受损。因此,骨龄是内分泌医师诊断某些内分泌疾病重要的一个辅助检查。比如,甲状腺功能减退或生长激素缺乏症患儿,其骨龄会明显落后于实际年龄。在诊治的过程中,骨龄也为医师对预后的评价提供了依据。

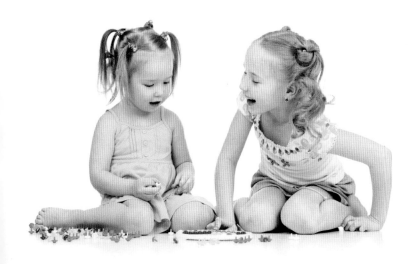

为什么女童身材矮小需要进行
染色体的检查?

有一种病,只发生在女孩身上叫特纳综合征(英文名为Turner syndrome),又叫先天性卵巢发育不全综合征。是临床常见的性染色体异常疾病。

正常人类细胞染色体数为23对(46条),其中22对男性女性都一样,叫常染色体,1对染色体男女不同,是决定性别的,叫性染色体,男性为XY,女性为XX。

特纳综合征是女孩X染色体的缺失或结构异常所导致的发育障碍。得此病的女孩,不仅有性发育的异常,即女孩的第二性征(乳房、子宫、卵巢)不发育,更早的是发现孩子生长缓慢,个子矮小,成年期身高约135~140cm,还有一些其他的特征:颈短,有颈蹼,后发际低,乳距宽,皮肤多痣,肘外翻,青春期无性征发育,原发性闭经,婚后不育,常伴有其他先天畸形。孩子表现异常的程度与染色体异常的程度是相关的,如果能早期诊断,得到及时的重组人生长激素(rhGH)治疗,孩子的身高有可能达到正常,身高低于正常女孩生长曲线第 5 百分位数时即可开始治疗,可早在 2 岁时开始;适时的性激素替代治疗,也可促进性征的发育。所以,对于矮身材的女孩,有必要做染色体检查,以明确诊断。

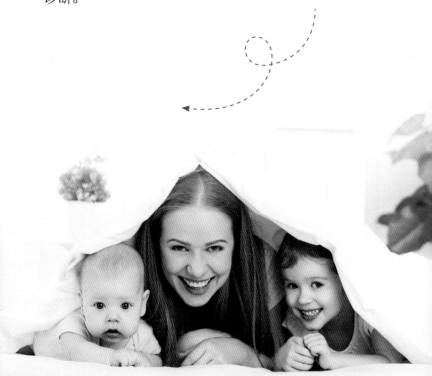

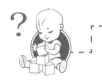

我的孩子身材矮小是因为缺生长激素吗？

矮身材的原因很多。生长激素缺乏症（GHD）是其中的一个可能的原因。有些生长激素缺乏是先天性的，有些是后天继发的。比如，一些全身性疾病，身体重要脏器的疾病，如先天性心脏病，营养不良，遗传代谢性疾病，染色体疾病，骨骼发育障碍，如软骨发育不良、抗 D 性佝偻病，甲状腺功能减低，特发性矮小，家族性矮小，小于胎龄儿，体质性青春期延迟，颅脑损伤、肿瘤等。临床怀疑生长激素缺乏而诊断生长激素缺乏症时需做生长激素激发试验以明确。

我的孩子身材矮小需要治疗吗?

矮身材患儿是否需要治疗、何时治疗是每个家长非常关注的问题。导致矮小的因素很多,营养、运动、睡眠均可影响生长发育,环境因素与疾病的困扰更可危及儿童的身心健康。如果在已经改善营养、纠正不良的生活习惯前提下,孩子的身高仍始终低于同种族、同年龄、同性别正常儿童平均身高两个标准差以下,或者是生长速率一直偏离正常范围,则有必要做相关的检查,在明确诊断的情况下，可以考虑干预治疗。

目前可用重组人生长激素（rhGH）治疗的导致身材矮小的疾病有：生长激素缺乏症（GHD）、慢性肾功能不全肾移植前、特纳综合征、小于胎龄儿（SGA）、特发性矮身材（ISS）、Prader-Willi综合征、短肠综合征、SHOX 基因缺失、Noonan 综合征等，另外，中枢性性早熟、先天性肾上腺皮质增生症、先天性甲状腺功能减退症患儿，经原发病的治疗后，仍有持续的生长落后，预测成人身高明显受损（男孩身高小于 160cm，女孩身高小于 150cm）的患儿，应用 rhGH 治疗可以改善生长情况，但尚需更多循证医学依据，不作为常规推荐。

发现性早熟后需要做
哪些化验?

❀ **骨龄测定**:根据手和腕部 X 线片评定骨龄,判断骨骼发育是否超前。性早熟患儿一般骨龄超过实际年龄。

❀ **B 超检查**:选择盆腔 B 超检查女孩卵巢、子宫的发育情况;男孩注意睾丸、肾上腺皮质等部位。子宫卵巢 B 超,单侧卵巢容积≥1~3ml,并可见多个直径≥4mm 的卵泡,可认为卵巢已进入青春发育状态;子宫长度>3.4~4cm 可认为已进入青春发育状态,可见子宫内膜影提示雌激素呈有意义的升高。但单凭 B 超检查结

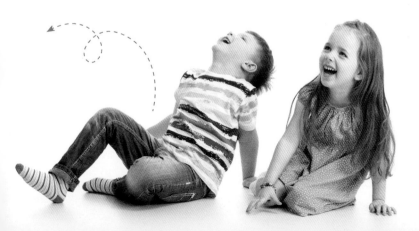

果不能做出中枢性性早熟(CPP)的临床诊断。

🌼 **基础性激素测定**:基础促黄体生成激素(LH)有筛查意义,如 LH<0.1U/L 提示未有中枢性青春发动,LH>3.0~5.0U/L 可肯定已有中枢性发动。凭基础值不能确诊时需进行激发试验。β-hCG 和甲胎蛋白(AFP)应当纳入基本筛查,是诊断分泌 hCG 生殖细胞瘤的重要线索。雌激素和睾酮水平升高有辅助诊断意义。

🌼 **促性腺激素释放激素(GnRH)激发试验**:如用化学发光法测定,激发峰值 LH>5.0U/L 是判断真性发育界点,同时 LH/FSH 比值≥0.6 可诊断为中枢性性早熟。目前认为以激发后 30~60 分钟单次的激发值,达到以上标准也可诊断。

如激发峰值以 FSH 升高为主,LH/FSH 比值低下,结合临床可能是单纯性乳房早发育或中枢性性早熟的早期,后者需定期随访,必要时重复检查。

🌼 **CT 或 MRI 检查**:对怀疑颅内肿瘤或肾上腺疾病所致者,应进行头颅或者腹部 CT 或 MRI 检查。

🌼 **其他检查**:根据患儿的临床表现可进一步选择其他检查,如怀疑甲状腺功能减退可测定 FT_3、FT_4、TSH;性腺肿瘤患儿则睾酮和雌二醇浓度增高;先天性肾上腺皮质增生症患儿血 17-羟孕酮和尿 17-酮类固醇明显增高。

性早熟和肿瘤有什么关系？

儿童性早熟不能排除患肿瘤的可能。在中枢性性早熟中,约80%女孩、20%男孩属于特发性性早熟。性早熟一定要排除器质性病变所致的继发性性早熟。在继发性性早熟和外周性性早熟中,有相当一部分性早熟的病因来自于肿瘤,如:①下丘脑垂体肿瘤:错构瘤、神经母细胞瘤、垂体腺瘤、微腺瘤等;②肾上腺肿瘤:肾上腺瘤、肾上腺癌等;③性腺肿瘤:卵巢颗粒-泡膜细胞瘤、黄体瘤、睾丸间质细胞瘤、畸胎瘤等;③其他肿瘤:分泌促黄体生成激素的腺瘤、星形细胞瘤、胶质瘤、肝胚细胞瘤等。故对性早熟,尤其是男孩中枢性性早熟应注意探查原发疾病,排除肿瘤。

什么是 LHRH 激发试验?

　　LHRH 激发试验,即促黄体生成素释放激素激发试验,是鉴别性早熟的重要手段。其方法是于上午 8~9 时静脉注射 LHRH,剂量为 $100\mu g/m^2$ 或 $2.5\mu g/kg$,最大剂量不超过 $100\mu g$,于注射前及注射后 30、60、90 分钟分别抽取静脉血 2~3ml,送检 LH 及 FSH 水平。判断标准:如用化学发光法测定,激发峰值 LH>5.0U/L 是判断真性发育界点,同时 LH/FSH 比值 >0.6 可诊断为中枢性性早熟。如激发峰值以 FSH 升高为主,LH/FSH 比值低下,结合临床可能是单纯性乳房早发育或中枢性性早熟的早期,后者需定期随访,必要时重复该试验。

什么样的患儿需要做 LHRH 激发试验?

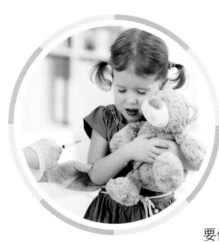

LHRH 是下丘脑分泌的一种多肽激素,能刺激已发育成熟的垂体前叶分泌 LH、FSH,观察 LH、FSH 的反应性,判断有无下丘脑 - 垂体 - 性腺轴的启动和成熟。下列患儿需要做 LHRH 激发试验:①男童在 9 岁前、女童在 8 岁前呈现第二性征,并伴有卵巢或睾丸的增大,骨龄提前,需要进一步明确是中枢性还是外周性性早熟;②用 GnRH-a 治疗的性早熟患儿需要判断治疗效果;③到了青春期仍无第二性征发育的儿童,用 LHRH 激发试验判断发育延迟的原因;④生长过快或身材过高以及其他怀疑垂体增生或肿瘤的患儿。

肥胖儿童如何进行饮食控制？

饮食控制绝对不是简单的不吃或少吃，否则，可造成营养素的缺乏、影响儿童的生长，个别孩子甚至罹患神经性厌食。饮食处方的制订应个体化，根据孩子的需求和习惯，由家长、孩子、医师、营养师共同探讨制订，执行时循序渐进，兼顾孩子的心理需求。其原则可概括为：

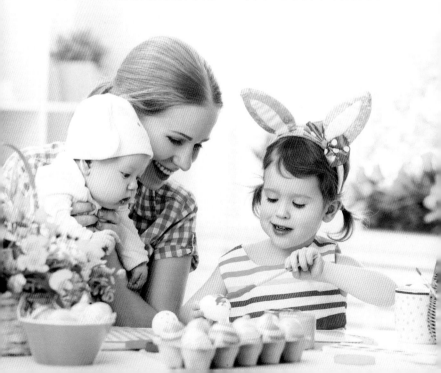

低糖、低油、低盐、多样、适量。在饮食中去除碳酸饮料、油炸食品等能够显著减少热量摄入,而含盐量少的清淡饮食,可降低高血压发生的风险。食物多样化可保证各种营养素的摄入,利于患儿长期不懈地坚持。所谓适量,是指根据患儿的年龄、体重情况、运动情况、控制时期等来计算每天应摄取的能量,再根据食物交换份表制订食谱。比如,10 岁左右肥胖儿童治疗初期每天主食控制在 6 两左右、鸡蛋 1 个、牛奶 1 斤、肉类 1 两左右等,鼓励多食蔬菜。另外,提倡"餐盘行动",即家庭成员每人一个餐盘,将每餐食物均放置于餐盘中,可有效防止挑食、偏食和进食过多。

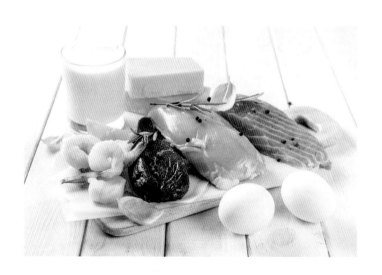

肥胖儿童需要做哪些检查?

根据肥胖程度和一些特殊表现,需要有选择性地进行相关的内分泌、生化、影像学检查。

⚙ **皮质醇节律**:需要于上午 8 点、下午 4 点、晚上 11~12 点各采血 1 次,共 3 次。皮质醇即老百姓常说的"激素",体内皮质醇过多就会出现向心性肥胖(膨隆腹)、圆脸(满月脸)、肩膀过厚(水牛肩)、腹部紫纹或白纹等,重度肥胖或短时间内肥胖的患儿需要进行该项检查。

⚙ **口服糖耐量试验**:肥胖儿童伴有胰岛素抵抗和高胰岛素血症时需要进行该项检查,晨起空腹取血,之后服用葡萄糖粉 1.75g/kg,最大量 75g,每克葡萄糖粉加 2~3ml 白开水冲成糖水,空腹及服葡萄糖水后 30、60、120、180 分钟分别取血查血浆葡萄糖、胰岛素、C 肽,以了解有无糖代谢异常及胰岛素释放有无异常。

⚙ **其他实验室检查**:行血脂、肝肾功能、心肌酶、尿酸、葡萄糖、电解质等检查以了解相关脏器功能有无受损。

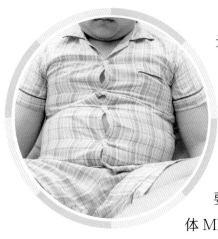

🌼 肝肾 B 超:判断有无脂肪肝和肾脏形态异常。

🌼 骨代谢指标:超声骨密度、维生素 D、骨碱性磷酸酶等。

🌼 其他检查:必要时选择肾上腺 CT、垂体 MRI 等影像学检查,怀疑为遗传性综合征时,可选择基因筛查、染色体检查等。

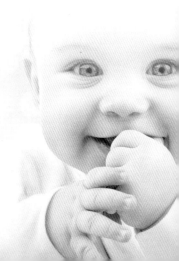

儿童肥胖的程度如何判定?

❀ **标准体重法(肥胖度):** 国内常用,以 2005 年中国九市城郊儿童身高体重统计表为参照表查得标准体重,计算公式:肥胖度 =(实际体重 – 标准体重)/ 标准体重 ×100%。轻度肥胖:20%~29%;中度肥胖:30%~49%;重度肥胖:>50%。

❀ **体重指数法(BMI):** 国际常用,是指体重(kg)与身高的平方(m^2)之比,即 BMI= 体重(kg)/ 身高的平方(m^2)。同样需要查表,当 BMI≥同年龄、同性别的第 95 百分位数可诊断肥胖,当 BMI≥同年龄、同性别的第 85 百分位数可诊断为超重。不同年龄参考值不同,分度困难。通常 2~6 岁孩子 >18kg/m^2;6~9 岁 >19kg/m^2;10~12 岁 >21kg/m^2;13~15 岁 >23kg/m^2;16~18 岁 >24kg/m^2 即为肥胖。

❀ **腹围身高法:** 判断向心性肥胖的重要指标,目前尚无分度标准。计算公式:腹围 / 身高,注意腹围以腹部绕脐一周立位测量。比值 >0.46 有意义,比值越大,出现并发症的概率越大。

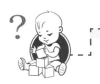

低磷抗维生素 D 佝偻病
会遗传吗？

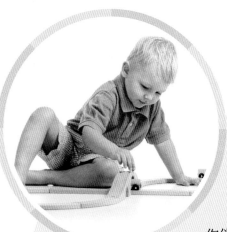

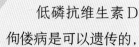

低磷抗维生素 D 佝偻病是可以遗传的，其主要的遗传的方式为 X 性连锁显性遗传，即这种佝偻病的遗传是与性别相关的。所以建议有低磷抗维生素 D 佝偻病家族病史的父母在生宝宝前做好产前咨询。

低磷抗维生素 D 佝偻病可以
通过手术治愈吗?

低磷抗维生素 D 佝偻病为基因遗传性疾病,是不可治愈的,需要终生治疗以控制疾病的发展。其治疗原则为防止骨骼畸形,维持血磷在正常水平。如果孩子出现了严重的骨骼畸形,如鸡胸、漏斗胸、X 形腿、O 形腿等,在血磷没有恢复正常之前,是不建议手术的。该病的病因仍然存在,是不能通过手术达到治愈的。

我家孩子阴茎小吗？
阴茎小的诊断标准是什么？

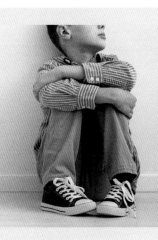

　　由于存在着种族和地域差异,小阴茎的诊断尚无统一的标准。小阴茎的诊断标准:阴茎伸长时,阴茎体的长度小于同年龄阴茎长度均值的 2.5 个标准差以上。阴茎正确的测量方法是被检查者平卧于检查台,先将阴茎无张力牵拉,使其充分自然伸展直立,从耻骨联合阴茎根部至顶端的距离为阴茎长度(不包括包皮长度)。有些肥胖儿童为隐匿性阴茎,应尽量推开耻骨联合前脂肪垫及周围组织,以使其测量准确。

所以,判断孩子是否为小阴茎,需到正规医院进行规范检查测量后方能确诊,而不是单纯凭家长感觉主观判断。

目前国内临床使用的正常男孩阴茎长度参考值见表1。

表1 正常男孩阴茎大小		
年龄 / 岁	长度 /cm	<-2.5SD/cm
0~1	3.72±0.56	2.32
1~2	3.75±0.52	2.45
2~3	3.67±0.45	2.545
3~4	4.02±0.58	2.57
4~5	4.08±0.58	2.63
5~6	4.05±0.53	2.725
6~7	4.13±0.51	2.855
7~8	4.20±0.47	3.025
8~10	4.24±0.43	3.165
10~12	4.57±0.48	3.37

阴茎小会影响生育吗?

阴茎小的原因有多种,包括促性腺激素分泌障碍、性腺激素分泌障碍、雄激素不敏感以及特发性小阴茎等各种原因。阴茎短小不及时治疗可能会影响阴茎的正常发育和患儿的身心健康。早期诊断并予以恰当治疗,不仅可促进青春期生殖器官发育,而且对成年后生育及维持性功能有良好作用。

激素水平及基因检测对疾病分类、治疗方法选择及疗效的判断有重要意义。

另有一些患儿由于肥胖导致阴茎外观短小,随着年龄增长和青春期发育成熟后,阴茎可自行恢复正常,无需治疗。

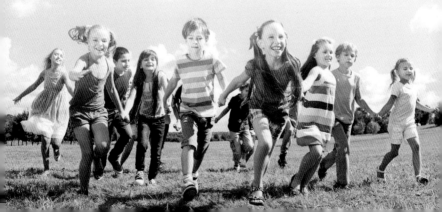

性发育异常的孩子是否越早手术越好?

　　性发育异常的孩子在性别和手术时机选择上由于涉及观念、宗教、文化、医疗技术、认知误区等多方面因素,为使患儿最大程度获益,需要内分泌医师、泌尿外科医师、心理医师以及家长等共同参与治疗。病因不明是性发育异常临床诊治复杂性的主要根源。明确的基因学诊断对性别的选择及未来的生活质量有着非常重要的作用。单纯以外观决定性别做手术与现在的生殖医学的发展和以患者为中心的医学理念已经不符合,在没有进行病因诊断和内分泌医师评估的前提下,轻率手术可能引起患者对成年后的性别选择很不满意,造成无法挽回的伤害。目前基本认同的观点是:早期患儿在无生命危险因素的前提下,保留原有性腺,做简单的外观修补术,以待患儿在青春期后自主决定性别。

性发育异常患儿的外科重建手术需要考虑以下方面:①改善外生殖器外观;②获得无阻碍的具有性别特异的排尿方式(如男性可以站立排尿);③完成阴道阴茎性交。

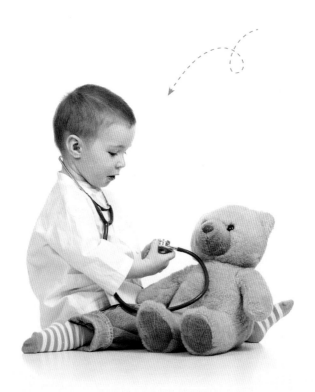

性发育异常的孩子如何决定做男孩还是女孩?

　　明确的基因学诊断对性别的选择及未来的生活质量有着非常重要的作用。通常根据基因型、表现型、生殖器官的情况、生育力的潜能、文化背景和家庭的信仰等对性别进行判定,由患儿本人和父母的意愿来决定性别取向。外科整形手术,部分能够重塑外生殖器形态,但有些则在功能上很难达到令人满意的效果。

　　2010 年,欧洲发布了儿童与青少年性发育异常的医学管理建议与伦理学原则,强调性发育异常的管理原则,包括:①维护儿童及未来成年后的健康;②维护儿童和青少年参与可能影响其现状或未来的决定的权利;③尊重家庭及家长与儿童的关系,在不危及生命、可正常生长的情况下,直至有能力自己选择性别后再进行第二次性别决定。

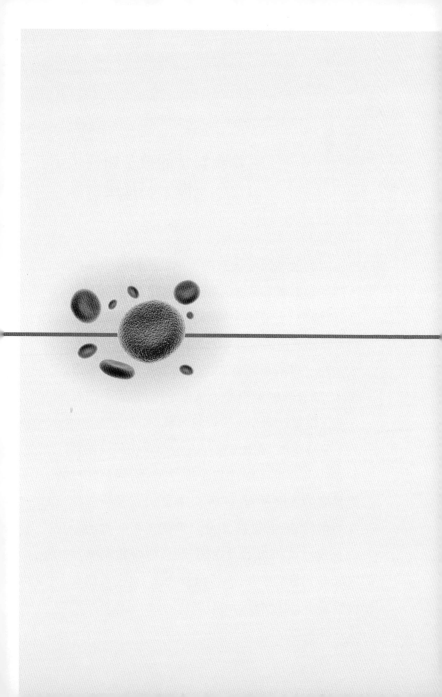

PART 3

住院患儿健康教育指导

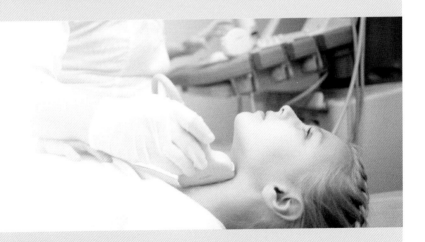

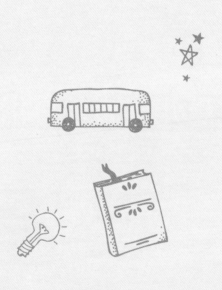

糖尿病的危害有哪些?

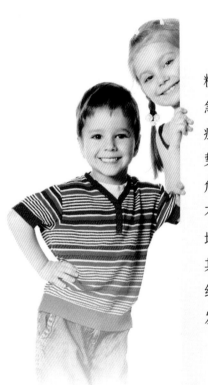

　　糖尿病的危害在于血糖控制不当而引起糖尿病急慢性并发症,如急性并发症酮症酸中毒、低血糖等来势凶猛,若未及时处理,可危及生命;而长期血糖控制不好,高血糖可直接或间接地损伤身体细胞的功能,尤其是对眼睛、肾脏、血管、神经的影响,最终导致慢性并发症的发生。

胰岛素的治疗方案有哪些？

　　胰岛素治疗根据患儿年龄、生活方式或生活规律、家庭经济情况等不同选用不同的治疗方案。有一天两次（早餐和晚餐前 30 分钟注射短中效预混胰岛素）、一天三次（早餐和中餐前注射短效胰岛素，晚餐前注射短效＋中效胰岛素；）、一天四次注射（三餐前注射短效或速效胰岛素，临睡前注射中效或长效胰岛素）、持续皮下胰岛素输注（即胰岛素泵）等。研究显示每天多次胰岛素注射或胰岛素泵治疗，血糖容易控制，远期并发症发生率更低。

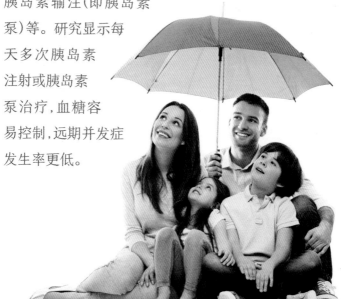

胰岛素的用量应该如何调整?

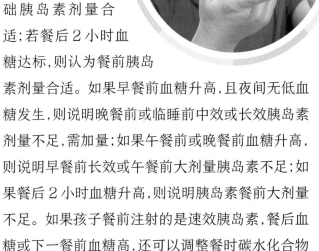

胰岛素剂量根据孩子每天监测血糖、每天的进餐情况、运动情况逐步调整。若餐前血糖达标,就认为基础胰岛素剂量合适;若餐后2小时血糖达标,则认为餐前胰岛素剂量合适。如果早餐前血糖升高,且夜间无低血糖发生,则说明晚餐前或临睡前中效或长效胰岛素剂量不足,需加量;如果午餐前或晚餐前血糖升高,则说明早餐前长效或午餐前大剂量胰岛素不足;如果餐后2小时血糖升高,则说明胰岛素餐前大剂量不足。如果孩子餐前注射的是速效胰岛素,餐后血糖或下一餐前血糖高,还可以调整餐时碳水化合物的比例。

测量糖化血红蛋白的意义是什么?

糖化血红蛋白是血液中葡萄糖和血红蛋白自然的结合,反映过去 2~3 个月的血糖平均水平,也是目前公认的唯一可以反映糖尿病控制情况和并发症发生相关的指标。糖化血红蛋白越高,说明血糖控制越差,越容易发生并发症。因此需要每 2~3 个月监测该指标。

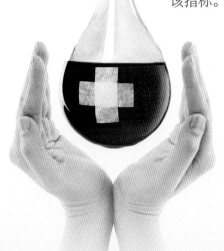

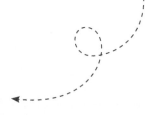

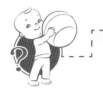

糖尿病患儿血糖控制的目标是什么？

根据目前国际糖尿病血糖控制的建议,不同年龄段的孩子,血糖控制要求不完全相同,但有一个基本的范围,比如说6岁以下的儿童,要求平时血糖控制在5~12mmol/L,12岁以下儿童在4~10mmol/L,大于12岁的儿童和成人相似,在4~8mmol/L。睡前血糖不低于7mmol/L。糖化血红蛋白要求控制在7.5%以下。

糖尿病的并发症有哪些？
一般多长时间出现并发症？

糖尿病的并发症分为急性和慢性并发症。急性并发症有低血糖和酮症酸中毒；慢性并发症主要有微血管病变(包括眼底、肾脏、神经病变)和大血管病变(心脑血管和外周血管病变)，其次还有注射部位脂肪萎缩、生长缓慢或停滞、智力发育受损、骨骼或关节异常、性发育延迟等。大多数并发症出现在病程 10~15 年。如果血糖控制不佳，则 3~5 年即可出现慢性并发症。

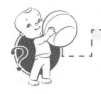

做干细胞移植的效果好吗？

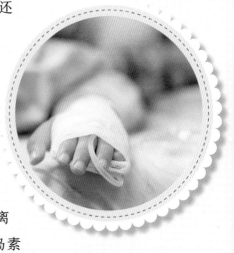

干细胞移植目前还处于临床研究阶段，已经取得了重要进展，但是成功率不高，多数患儿不能脱离胰岛素注射。目前利用干细胞技术重建胰岛功能还有很多障碍，用于提取、分离胰岛干细胞及诱导胰岛素分泌细胞成熟的技术仍有待进一步完善。此外，胚胎来源干细胞致瘤方面的安全性也有待进一步研究后确定。而且胰岛干细胞移植并不能消除 1 型糖尿病患儿的自身免疫，从而影响移植干细胞的存活和移植效率。但干细胞技术在不久的将来会为我们提供足够的具有胰岛 β 细胞功能的细胞供临床使用，使所有需要胰岛素治疗的糖尿病患儿都能从中获益。

糖尿病患儿能注射疫苗吗？

糖尿病患儿当然可以注射疫苗。疫苗接种对糖尿病患儿没有限制。同时糖尿病患儿更应该接种我国推荐注射的各类疫苗,避免发生相关疾病而使血糖难以控制,甚至出现急慢性并发症。但是部分疫苗接种后可能会引起发热等接种反应,需要加强血糖监测。

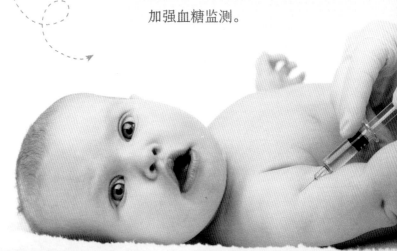

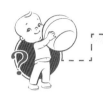

什么是生长激素激发试验？

生长激素激发试验是诊断矮身材患儿的辅助检查中最重要的一项检查。为矮身材患儿的鉴别诊断、寻找病因提供一个重要的依据。

方法：采血前至少空腹 6~8 小时，卧床休息，试验前放好留置针，在上午 8~10 点进行试验。选择两种药物做激发试验，如胰岛素、精氨酸、左旋多巴、可乐定等，用药前取血 1 次（0 分），用药后 30、60、90、120 分钟再分别取血 4 次（共 5 次血），送实验室检测生长激素水平。如用胰岛素做激发试验，则需监测血糖，密切观察。

结果判定：GH 峰值 ≥10μg/L 为正常；5μg/L≤GH 峰值 <10μg/L 为部分缺乏；GH 峰值 <5μg/L 为完全缺乏。

为什么要做生长激素激发试验?

在生理状态下,生长激素呈脉冲式分泌,这种分泌与垂体、下丘脑、神经递质以及大脑结构和功能的完整性有关,并受睡眠、运动、摄食和应激的影响,故单次测定血生长激素不能真正反映机体生长激素的分泌情况。一般采用药物激发试验为确诊试验。因为任何一种药物激发都有15%的假阳性率,所以必须用两种药物激发,峰值都小于10ng/ml,才能诊断为生长激素缺乏症。

该试验仍有一定的局限性,它的重复性和准确性欠佳,影响因素多,如激发的药物、生长激素的检测方法、性发育状态等均可影响生长激素激发试验的结果。因此,诊断需全面的综合分析,来评价垂体的功能状态。

身材矮小治疗的方法有什么?

身材矮小的孩子需要:①合理均衡的饮食,是促进孩子长高的重要因素。优质蛋白质、脂肪、碳水化合物、维生素、矿物质、纤维素等缺一不可。饮食要多样化,肉、蛋、奶、蔬菜、水果、米、面,要平衡饮食。②运动是生长的重要条件,适量的运动可以促进生长激素的分泌,促进生长发育。可进行慢跑、跳绳、跳舞、打篮球、打排球、游泳等。③充足的睡眠也非常重要。入睡后生长激素

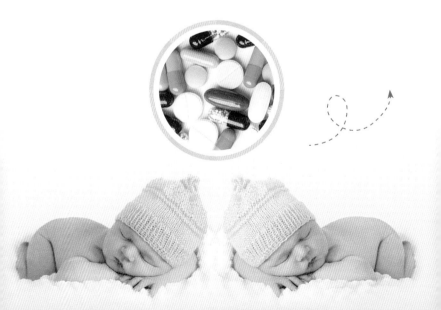

的分泌增多,刺激骨骼生长。④创造和谐的家庭环境。长辈的细心呵护与关爱有利于儿童的健康成长。儿童由于缺少应有的关爱或长期受虐待,会导致生长缓慢,称为"精神心理性身材矮小"。⑤药物治疗:适应证之内的患儿可在儿科内分泌医师指导下接受生长激素治疗。

　　生长激素是通过基因工程人工合成的,它的结构(氨基酸序列)与人的生长激素完全相同。目前生长激素只有针剂,没有口服剂型(与胰岛素相同);有短效和长效两种剂型,短效生长激素需要每天睡前皮下注射,因为人的生长激素在夜间入睡后分泌达高峰,给药要尽量符合人体特点。注射方法简单易学,家长一般都能学会,皮下注射,小针,剂量很小;长效生长激素是每周皮下注射一次,价格稍贵。注射部位:上臂、腹壁、大腿外侧、臀部,一个月内不在同一部位注射两次,两针间距在1.0cm左右。注射时要注意:洗手、消毒,注射后要注意注射器的正确处理,一般都会有护士指导。

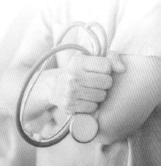

生长激素治疗后需要监测什么?

应用生长激素治疗的患儿,应当进行定期的随访、监测。一般每隔 3 个月来医院内分泌门诊检查。主要检测的项目包括生长发育指标、实验室指标、不良反应等。具体检测指标有:身高、体重、性发育情况;生长速率;甲状腺功能、空腹血糖、胰岛素;血清 IGF-1、IGF-BP3(3~6 个月);肝肾功能、肾上腺皮质功能、糖化血红蛋白(6~12 个月或根据病情);骨龄(1 年);垂体核磁共振(酌情)。通过检查评价治疗的有效性和安全性。调整剂量,发现异常及时纠正。

生长激素治疗的副作用有哪些?

生长激素的治疗疗程长,有些甚至持续数年。因此,必须要求定期随访,严密观察,注意不良反应的发生。生长激素治疗总体不良反应的发生率低于3%,副作用较少。目前报道的不良反应主要有:

❀ 注射局部红肿:轻者更换部位继续注射,稍重者可口服或局部用一些抗过敏制剂。观察全身反应,可逐渐好转。

❀ 少数患儿注射后数月会产生抗体,但对促生长疗效无显著影响。

❀ 良性颅高压:通常发生在治疗的最初几个月,主要表现为头痛、视力变化、恶心或呕吐等。一般是可逆的,停药或减少剂量后症状会很快消失。

🌼 甲状腺功能减退:大部分的孩子甲状腺功能没有显著的改变,定期测定甲状腺功能,如出现则及时加用甲状腺素治疗。

🌼 糖代谢异常:大量的研究数据表明,生长激素治疗并不增加 1 型糖尿病的患病率。长期治疗部分患儿会出现空腹血糖受损、糖耐量受损,多为暂时可逆的,绝大多数患儿在治疗期间血糖维持正常。

🌼 生长激素与肿瘤:国外大数据库的治疗资料显示:生长激素的治疗不会引发肿瘤的发生;对肿瘤已治愈者,也未能表明有增加肿瘤再发的风险。

🌼 骨骼改变:对骨骼的影响是由于生长过快所致,并非生长激素的直接不良反应。股骨头滑脱、脊柱侧弯极少发生。

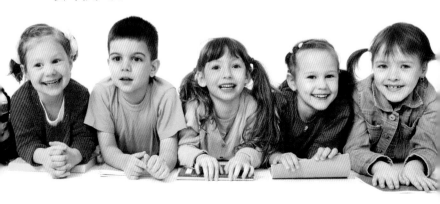

什么是中枢性性早熟和
外周性性早熟?

性早熟是指男童在 9 岁前、女童在 8 岁前呈现第二性征。按发病机制和临床表现分为中枢性(促性腺激素释放激素依赖性)性早熟和外周性(非促性腺激素释放激素依赖性)性早熟,以往分别称真性性早熟和假性性早熟。中枢性性早熟具有与正常青春发育类同的下丘脑垂体性腺轴(HPGA)发动、成熟的程序性过程,直至生殖系统成熟,即由下丘脑提前分泌和释放促性腺激素释放激素(GnRH),激活垂体分泌促性腺激素使性腺发育并分泌性激素,从而使内、外生殖器发育和第二性征呈现。外周性性早熟是由于各种原因引起的体内性甾体激素升高至青春期水平,故只有第二性征的早现,并不具有完整的性发育程序性过程。

性早熟的孩子一定要治疗吗?

　　器质性病变引起的中枢性或外周性性早熟需要针对病因治疗。中枢性性早熟治疗目标为抑制过早或过快的性发育,防止或缓释患儿或家长因性早熟所致的相关的社会或心理问题(如早初潮);改善因骨龄提前而减损的成年身高也是重要的目标。但并非所有的特发性中枢性性早熟都需要治疗。GnRH类似物是当前主要的治疗选择,目前常用制剂有曲普瑞林和亮丙瑞林的缓释剂。

　　当选择以身高为目的治疗时,可参考如下应用指征:①骨龄大于年龄2岁或以上,但需女孩骨龄≤11.5岁,男孩骨龄≤12.5岁者;②预测成年身高:女孩<150cm,男孩<160cm;③或以骨龄判

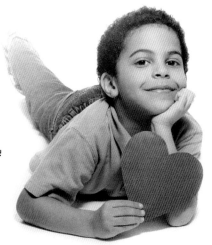

断的身高在 -2SD 以下(按正常人群参照值或遗传靶身高判断);④发育进程迅速,骨龄增长／年龄增长 >1。

　　不需治疗的指征:①性成熟进程缓慢(骨龄进展不超越年龄进展)而对成年身高影响不显著者;②骨龄虽提前,但身高生长速度亦快,预测成年身高不受损者。因为青春发育是一个动态的过程,故对每个个体的以上指标需动态观察。对于暂不需治疗者均需进行定期复查和评估,调整治疗方案。

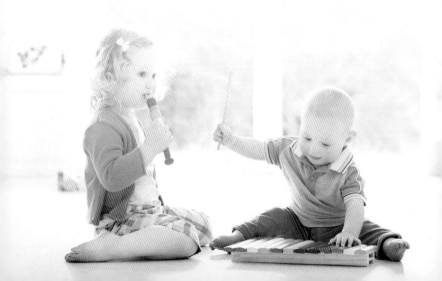

GnRH-a 治疗对身高有帮助吗?

　　GnRH-a 因其使性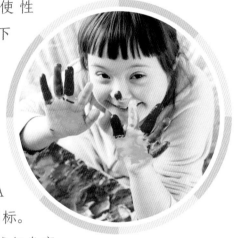甾体激素分泌显著下降而能有效地阻止中枢性性早熟患儿骨龄增长,使治疗后骨龄(BA)/实际年龄(CA)较治疗前下降,实现 CA 对 BA 追赶的治疗目标。远期随访证实最终成年身高(FAH)高于开始治疗时的预测身高。FAH 和预测身高的差值可认为是治疗后"获得"的身高,各医院报道为 3.5~6.5cm,而最多有达 10cm 者。这些差异受开始治疗时骨龄大小、患儿本身生长潜能以及治疗时间的长短影响,也受停药时 BA 的影响。

　　一般而言,开始治疗时年龄越小,骨龄超前越显著,亦即生长潜能受损越大者效果越显著。开始治疗时骨

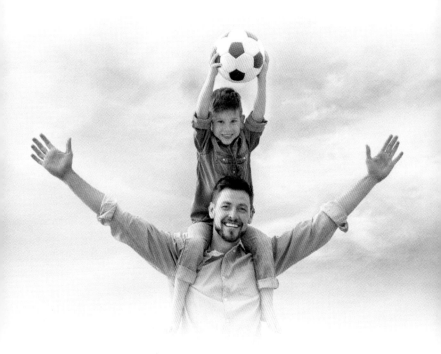

齢越大,则剩余的生长余地就越小,其接受治疗后因身高年龄对 BA 追赶所能"净获"的身高相应也越小。因此,对于年龄在 7~9 岁,骨龄进展迅速,骨龄(BA)/ 身高年龄(HA)>1 者有较强的 GnRH-a 应用指征。对年龄 <7 岁并有以上改变者应抓紧治疗,但开始治疗时骨龄超过 13 岁者获 FAH 的改善甚少。

GnRH-a 治疗有副作用吗？

由于促性腺激素释放激素类似物（GnRH-a）疗效好，使用方便，副作用少，目前是临床上治疗真性性早熟最佳的药物。

长期应用 GnRH-a 未见有严重的副作用报道，但需注意缓释剂可致过敏反应。其他的副作用大多是暂时的，如头痛、乏力、潮红等。在治疗初期，该药可导致患儿体内出现一个短暂的促性腺激素水平升高，继而出现促性腺激素及性激素水平下降，因此，部分已初潮患儿用药后仍可出现1~2次阴道出血，这是用药后的正常表现，并不是病情加重。部分患儿使用后体重增加，使用时间延长并科学饮食、加强锻炼后可改善。GnRH-a 治疗者多囊卵巢患病率亦不高于未使用该药的中枢性性早熟患儿。

如何预防儿童肥胖？

首先,预防肥胖应从胎儿期开始:出生体重超过 4kg 的巨大儿不仅带来诸多的围产期问题,而且在儿童期、青少年时期出现肥胖、糖脂代谢异常的概率远高于出生体重 3kg 左右的孩子,因此应避免孕期过度营养、体重增加过多。其次,婴儿期应避免过度喂养:一些家长听到孩子哭就予以喂奶,一天达 10 次以上,导致孩子体重增长过快。第三,幼儿期和儿童期应帮助孩子养成良好的饮食习惯:避免偏食、挑食,有些孩子喜欢零食、甜食、油炸食品等,家长切忌有求必应;另外,孩子饮食的喜好与家长关系很大,家长应当以身作则、言传身教,提供多样化的食物。第四,儿童期应注重孩子的体育训练:发现和培养孩子的体育爱好,保证每天 30 分钟以上的运动。第五,定期测量体重:一般 2~10 岁的孩子体重每年增加 2~3kg,10 岁以上每年增加 3~5kg,如果增加过快,需要警惕,分析原因,及时采取措施控制。

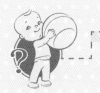

肥胖如何分类？为什么说肥胖
是一种慢性疾病？

　　肥胖分为单纯性肥胖和继发性肥胖。单纯性肥胖发病率高，占肥胖人群的 97%~99%，是由于长期能量摄入过多、体内脂肪积聚造成，也是我们通常意义上所指的肥胖。继发性肥胖是指由一些躯体疾病如垂体、肾上腺、纵隔等部位肿瘤或罕见的遗传性综合征所导致的肥胖，较少见，仅占 1%~3%。

　　由于肥胖常伴有不同程度的血脂异常、高胰岛素血症和胰岛素抵抗，是 2 型糖尿病和心血管疾病的一个最重要的发病危险因子，所以肥胖是一种慢性疾病。全球肥胖儿童日益增多，与之相应的儿童青少年心血管疾病、糖尿病也逐年增高。大量的临床研究已经证实，肥胖已成为影响人类身心健康和生活质量的首位元凶。儿童期肥胖的防治已刻不容缓。

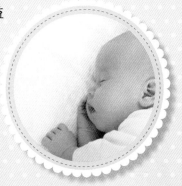

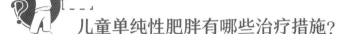

儿童单纯性肥胖有哪些治疗措施？

简言之：少吃多动、坚持不懈。但对儿童来说，实际实施起来非常困难。

措施一：控制饮食。由医师、家长、孩子、营养师共同制订合理的食谱，保证适度热量食物摄入，使得既能够满足患儿的生长发育所需，又能够控制体重的增长。

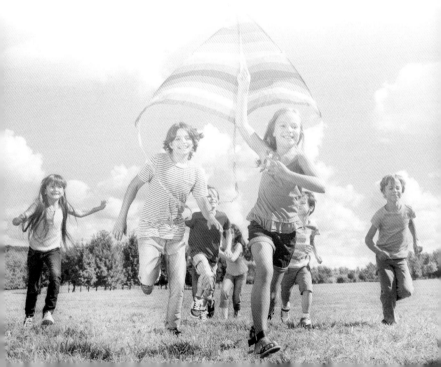

措施二：加强运动。因地制宜选择合适的运动方式，每天保证 40 分钟以上的有氧运动，对生长、体重控制均有好处。

措施三：矫正行为偏差。包括进食快、挑食、沉溺电视和电脑等不良行为，需要家长和老师共同努力。夏令营或冬令营是很好的训练方式，对矫正不良行为、提高对肥胖危害的认识、增强减重信心很有益处。

措施四：药物治疗。当已经出现严重的合并症如糖尿病、高脂血症、高血压时，往往需要同时服用一些药物来治疗，如世界卫生组织已经批准降糖药二甲双胍应用于 10 岁以上儿童等。

措施五：手术治疗。对于极度肥胖和有严重共存疾病的患儿可采用外科手术治疗，目前普遍使用的外科手术方法包括腹腔镜胃捆扎带方法和胃肠转流方法，均有一定的风险，需要由有经验的外科医师操作。

肥胖儿童如何进行有效运动?

快走、慢跑、滑冰、游泳、骑车、跳绳及各种球类运动等均为减重的适用形式,这些运动称为有氧运动,是通过加速血液循环供给机体氧气来供能的运动形式。家长可从中选择孩子喜欢的能够长期坚持的形式,每周不少于 4 次,建议家庭成员共同参与。运动时应注意:①时间控制在 40 分钟~2 小时之内,否则可导致疲劳和关节损伤;②进餐 1 小时之后再进行运动,避免造成胃下垂或消化不良;③运动前做 5~10 分钟的热身活动,避免拉伤肌肉关节;④运动后应有 5~10 分钟的整理过程,因为运动中,四肢血流加速囤积,如果马上停止运动,可能会导致心脏泵血不足、大脑缺血,从而出现头晕等;⑤运动量和运动强度合适的指标:轻度呼吸急促、面色微红、面部有汗,心率较运动前增快约 1/3。

甲状腺功能减退需终生服药吗?

甲状腺发育异常所致的先天性甲状腺功能减退需要终生治疗,其他患儿可在正规治疗 2~3 年后尝试停药 1 个月,复查甲状腺功能、甲状腺 B 超或者甲状腺放射性核素显像。治疗剂量较大的患儿如要停药检查,可先减半量,1 个月后复查。如促甲状腺激素(TSH)增高或伴有 FT_4 降低者,应给予甲状腺素终生治疗。如甲状腺功能正常者为暂时性甲状腺功能减退症,继续停药并定期随访 1 年以上,注意部分患儿 TSH 会重新升高。

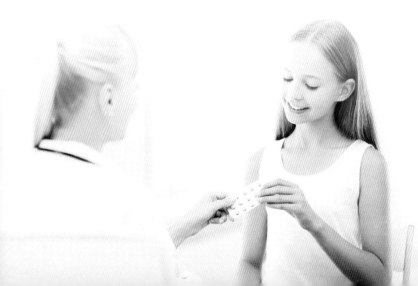

甲状腺功能亢进的治疗有哪几种方式？

甲状腺功能亢进(甲亢)的一般治疗包括注意休息,补充足够热量和营养,如糖、蛋白质和B族维生素。目前,针对甲亢的治疗主要采用以下方式,各种疗法各有利弊:①甲状腺药物治疗:抗甲状腺药物有两种——咪唑类和硫氧嘧啶类,代表药物分别为甲巯咪唑和丙硫氧嘧啶。药物治疗一般需要2~3年甚至更长,治疗中需要根据甲状腺功能情况增减药物剂量。抗甲状腺药物治疗可以保留甲状腺产生激素的功能,但是疗程长,治愈率低,复发率高。②甲状腺次全切除是通过破坏甲状腺组织来减少甲状腺激素的合成和分泌,疗程短,治愈率高,复发率低;但是甲状腺功能减退的发生率显著增高。目前甲状腺次全切除在儿童应用很少。

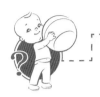

甲状腺功能亢进药物治疗的
疗程为多长时间？

　　甲状腺功能亢进(简称甲亢)的药物治疗病程约2~3年。起始剂量、减量速度、维持剂量和总疗程均有个体差异,需要根据临床实际掌握,少数患儿疗程可能长达8~9年。治疗中应当监测甲状腺激素的水平,但是不能用 TSH 作为治疗目标。因为 TSH 的变化滞后于甲状腺激素水平 4~6 周。甲亢药物正规治疗时间达到 2 年左右,如果出现 FT_3、FT_4 减低,TSH 升高,可以逐渐减量,甚至停药或在必要时同时使用治疗甲状腺功能减退的药物。

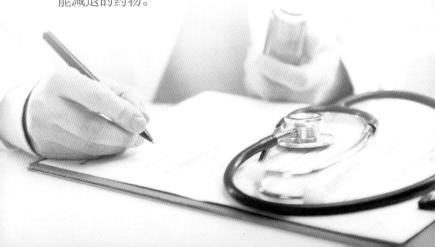

什么是巴特综合征？

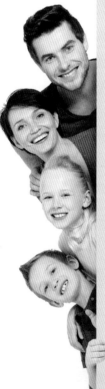

　　巴特综合征按其病因可分为先天家族性、特发性及后天获得性三种。主要发病机制为肾脏髓袢升支及集合管的离子重吸收障碍，RAAS 系统激活，前列腺素过度分泌。从分子遗传学角度将这组疾病分为 6 个亚型，即 I ~ V 型 Bartter 综合征和 Gitelman 综合征。而在临床上通常将这组疾病分为 4 种类型，即经典型 Bartter 综合征（Ⅲ型），新生儿 Bartter 综合征（包括 I、Ⅱ、Ⅳ型），伴低钙血症的 Bartter 综合征（V 型）和 Gitelman 综合征。目前认为多个遗传基因位点突变所致的不同离子通道功能障碍致使患儿出现不同的临床特征。

巴特综合征有哪些临床表现和
化验异常？

　　该病为 1962 年由 Bartter 所描述的一组综合征，包括低血钾、低血氯、低血钠、代谢性碱中毒、血浆肾素活力增高等。目前病因和发病机制均不明确。临床多以疲乏、肌肉无力甚至出现周期性瘫痪等为首发症状。常伴多尿、夜尿增多，伴生长发育障碍。夜尿增多常由于血钾过低所致。血压一般正常。如发病年龄小，可有发育障碍、智力低下、身材矮小等。

　　本病属罕见病，病因不明。不少临床情况，包括利尿剂、经常服用慢性泻剂、神经性呕吐、慢性间质性肾炎等也可出现类似的综合征。本病尚无特殊治疗手段，临床以对症为主。主要补充钾盐。因患儿存碱中毒，选用钾盐以氯化钾为主。由于失水，应鼓励患儿多饮盐水。30%~40%病例使用吲哚美辛后可以明显改善低血钾及碱中毒症状。

巴特综合征可以治愈吗？

巴特综合征不能治愈。巴特综合征(Bartter syndrome)是一组常染色体遗传性肾小管疾病。在无法改变基因型的基础上，无法改变该病的预后。

巴特综合征治疗的根本目的在于纠正低钾血症、低钠、低氯等电解质紊乱及代谢性碱中毒，保护肾功能，主要以补钾、贮钾、抑制前列腺素为主。多数文献主张联合用药，综合治疗可达到较好的疗效。易出现脱水表现，严重时危及生命，需要临床医师及时进行正确的临床干预。婴儿期发病者症状重，部分有智力障碍，可因脱水、电解质紊乱及感染而死亡。5岁以后发病者，几乎全部都有生长迟缓，部分患儿呈进行性肾功能不全，甚至发展为急性肾衰竭。早诊断、早治疗是十分必要的。

什么是肾小管酸中毒?

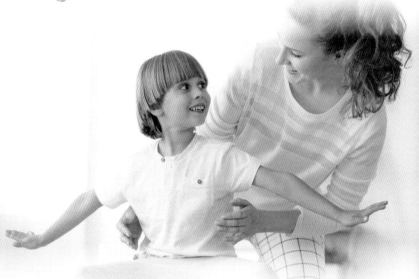

　　肾小管酸中毒是一组因为肾小管不能分泌 H^+,或不能回吸收 HCO_3^-,导致临床出现酸中毒的综合征。本病和其他代谢性酸中毒的区别在于,在未摄入或代谢产生过多酸性物质时仍出现酸中毒,而且该病属于正常阴离子间隙,高氯性酸中毒。按照病变部位及发病机制不同,可分为近端肾小管对滤过的 HCO_3^- 重吸收减少或远端肾小管分泌 H^+ 障碍。

肾小管酸中毒怎么治疗？
可以治愈吗？

肾小管酸中毒主要治疗是纠正酸中毒，通常情况由于是高氯性酸中毒，故选用枸橼酸钠、枸橼酸钾混合溶液。枸橼酸钠钾代谢后生成碳酸氢钠、钾盐，可同时纠正血钾过低情况。需要指出的是，肾小管酸中毒分为原发性和继发性，继发性肾小管酸中毒常见以下几种可能：①药物：四环素、庆大霉素等药物；②遗传性：酪氨酸血症、肝豆状核变性、半胱氨酸血症等；③中毒：如铝、汞等重金属中毒；④自身免疫性疾病：干燥综合征、类风湿关节炎、系统性红斑狼疮等；⑤其他肾小管间质病变。因此，在治疗肾小管同时，需要同时对其原发病进行治疗。

肾小管酸中毒需要
长时间治疗吗？

需要先鉴别导致肾小管酸中毒的病因才能谈到治疗的疗程和预后情况。如肝豆状核变性、系统性红斑狼疮等自身免疫性疾病导致的肾小管酸中毒需要较长时间的治疗过程。

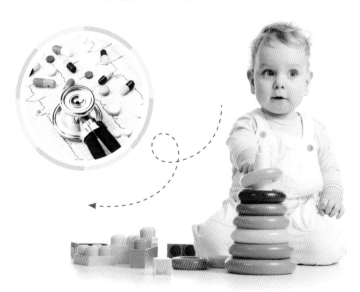

什么是范科尼综合征？
预后如何？

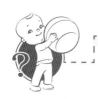

1931 年，范科尼（Fanconi）首先报道了一例儿童佝偻病、生长迟缓、非糖尿病性葡萄糖尿及白蛋白尿。De Toni 和 Debre 于 1933、1934 年分别报道两例侏儒患儿同时出现糖尿、白蛋白尿、低血磷性佝偻病、酸中毒及有机酸尿，提示可能是复杂的近端肾小管病。1943 年，Me Cune 提议将该病命名为范科尼综合征（Fanconi syndrome，FS）。范科尼综合征是以肾近端肾小管功能受损为主要特征，临床表现为肾近曲小管对钠、钾、钙、磷、葡萄糖、水、氨基酸、碳酸氢盐、尿酸和枸橼酸盐及低分子蛋白（分子量 <50 000D）的重吸收障碍，从而导致多饮、多尿、生长发育落后、无力、拒

食、恶心、呕吐、腹泻、腹胀、发热、呼吸困难、消瘦等。低钾血症、低氯血症、低磷血症、低钙血症和代谢性酸中毒,尿液分析中可发现各种电解质排出增多、氨基酸尿、尿糖(血糖正常)、磷酸盐尿、低分子蛋白尿。范科尼综合征亦分为原发性和继发性。

　　导致范科尼综合征的原因很多,包括重金属中毒(铅、汞、镉、铜等)、化学制剂中毒(马来酸、硝基苯等)、药物(氨基糖苷类抗生素、顺铂、丙戊酸)、遗传代谢病(酪氨酸血症Ⅰ型、胱氨酸贮积病、肝豆状核变性、Lowe综合征、Dent综合征)等。本综合征病因复杂,预后与原发病紧密相关,如及时采取适当治疗,一般预后尚好。但有些原发病无法根治,故预后不良,常因继发感染或肾衰竭而于儿童期死亡。

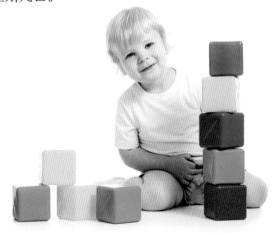

什么是先天性
肾上腺皮质增生症?

先天性肾上腺皮质增生症是一组常染色体隐性遗传病,由于在肾上腺皮质类固醇激素合成过程中出现某种酶的先天缺陷,从而引起肾上腺皮质激素合成不足,促使垂体分泌促肾上腺皮质激素增加,导致肾上腺皮质增生和代谢紊乱。临床主要表现为体重不增、喂养困难、皮肤色素沉着和性发育异常。常见的是21-羟化酶缺乏型的女孩生后有不同程度的外生殖器男性化,罕见的是17-羟化酶缺乏型男性外生殖器表现为女性型。单纯男性化型的患儿生后无呕吐、体重不增等表现,临床表现有身高、体重较同龄儿增长快,常就诊较晚。所以,性发育异常或生长过快需引起家长重视,及早就诊。

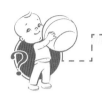

先天性肾上腺皮质增生症影响生育吗？

　　先天性肾上腺皮质增生症是肾上腺皮质类固醇激素在合成过程中出现某种酶的先天缺陷而导致的，除引起肾上腺皮质激素合成不足，还会引起性激素合成过多或不足，临床表现有女性男性化、男性假性性早熟或性幼稚，如未得到及时诊治或治疗不当会影响生育。

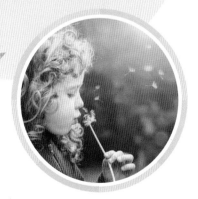

先天性肾上腺皮质增生症需要
终生服药吗?

先天性肾上腺皮质增生症女性患儿和失盐型男女患儿均需终生服药。

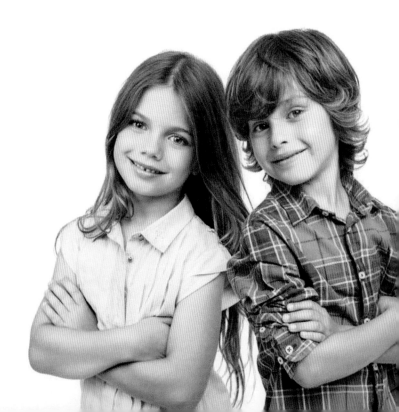

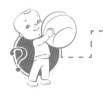

先天性肾上腺皮质增生症
会遗传吗？

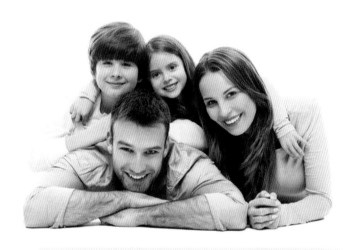

　　先天性肾上腺皮质增生症是常染色体隐性遗传病，每生育一胎就有 1/4 概率为先天性肾上腺皮质增生症患儿。因此，对家族中有本病先证者的孕妇应做羊水细胞或者取绒毛膜进行产前基因诊断。

先天性高胰岛素血症的
治疗方法有哪些?

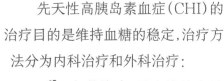

先天性高胰岛素血症(CHI)的治疗目的是维持血糖的稳定,治疗方法分为内科治疗和外科治疗:

⚙ **内科治疗**:最直接的方法为增加喂养频率,缩短用餐间隔。监测中出现低血糖时,应迅速给予糖水或碳水化合物服用,严重时需予以葡萄糖静推或持续静脉维持等医疗干预。对确诊的先天性高胰岛素血症患儿应进行二氮嗪试验性治疗,该药能减少自身胰岛素的分泌,同时需配合利尿、补钾药物缓解该药副作用。但因为 CHI 分型不同,并不是所有患儿均对二氮嗪敏感。二氮嗪无效的患儿可进一步选用奥曲肽——长效可注射的生长抑素类似物,但该药物具有快速耐受性,使其长期应用受到限制。

　　✿ **外科治疗**：对内科治疗无效者可进行胰腺切除术，术前应行 ^{18} 氟 - 左旋多巴 -PET-CT 对胰腺进行扫描，弥散型通常需要行胰腺次全切除术，而局灶型只切除有癌变的胰腺部分即可。多数行胰腺次全切除术的患儿可能出现胰腺内外分泌功能障碍，如糖尿病、生长障碍、消化不良等。

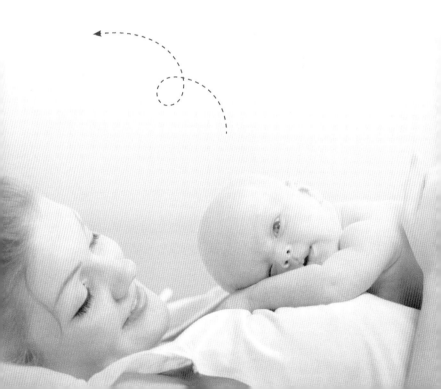

二氮嗪的副作用有哪些?

二氮嗪为钾离子通道开放剂,早期作为降压药应用于临床,也有抑制胰腺 β 细胞分泌胰岛素的作用,是先天性高胰岛素血症的一线用药。对该药敏感患儿可通过长期服用维持正常血糖。但该药可能的副作用有:

💠 水钠潴留,水肿,充血性心力衰竭,过量可能引起低血压甚至导致休克,应与利尿剂合用。

💠 消化系统症状:恶心、呕吐,食欲缺乏,腹部不适感。

💠 多毛症:主要包括前额、眉毛、睫毛、背部、手臂等,常于停药后几个月消失。

💠 少数可出现一过性脑或心肌缺血、发热感、头痛、失眠、皮疹、白细胞及血小板减少。

💠 长期应用可引起高尿酸血症、锥体外系症状。

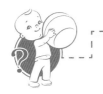

先天性高胰岛素血症需要
终生治疗吗?

　　先天性高胰岛素血症目前认为是单基因异常引起的遗传病,目前尚无可行的对因治疗手段。内科治疗有效的患儿需服用药物及调节饮食来维持血糖。据临床随访,部分患儿在达到一定年龄可以主动摄食时低血糖可得到缓解,对于局灶型CHI患儿进行胰腺病灶切除术可达到临床治愈,不需终生治疗。弥散型患儿行胰腺次全切术后,仍会有高胰岛素血症的危险,有些可因胰腺切除过多而患永久性1型糖尿病或肠道食物吸收障碍,需要内科药物终生治疗。总而言之,CHI的治疗是任重而道远的,需要每一个家庭为孩子的健康付出时间和精力,早期诊断,积极治疗可以改善预后。

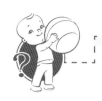

尿崩症的原因有哪些?

尿崩症是由于抗利尿激素分泌异常或者其受体或受体后异常所致的临床综合征,主要表现为多饮、多尿,尿比重和渗透压降低。不能自主饮水的婴幼儿,如水分补充不足可以表现有脱水热、电解质紊乱甚至惊厥发作。

抗利尿激素分泌不足或功能异常所导致尿崩症称为中枢性尿崩症,其主要病因为肿瘤、浸润性疾病、感染因素、先天发育异常、先天遗传因素。如未明确病因,则为特发性中枢性尿崩症,需要注意的是某些肿瘤可能先有尿崩症发生,数年后才会在影像学上表现出来,所以无明确病因的中枢性尿崩症患儿,需定期复查垂体核磁共振以便于及时发现颅内肿瘤。

肾性尿崩症是由于抗利尿激素受体或者

受体后异常所导致的尿崩症。患儿下丘脑垂体分泌的
抗利尿激素是正常的,但是由于抗利尿激素受体或者受
体后水管道蛋白的异常,使浓缩尿液的激素在人体不能
正常发挥作用,从而导致尿崩症的发生。肾性尿崩症多
是基因异常所致,发病较早,症状重,可伴有明显的生长
发育落后,家族中可以有相似疾病患者。

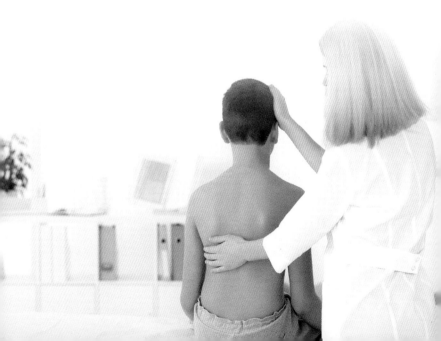

为什么做限水实验？

抗利尿激素是人体内水平衡最主要的激素，受人体血容量和血渗透压的调控。当人体失水时血液循环中的水分减少血容量就会下降，由于血内的溶质含量不变，则出现血渗透压的升高，通过人体的渗透压和压力感受器促使抗利尿激素分泌，尿液浓缩尿量减少，以利于血容量和血渗透压的恢复。

精神性多饮的孩子，如果限制饮水，可以使其血渗透压升高，刺激抗利尿激素分泌，使尿量减少，尿比重升高达到 1.015 以上，尿渗透压达到血渗透压的 2 倍。这些孩子常常通过适当限制饮水，多饮多尿的症状就会缓解。

中枢性尿崩症和肾性尿崩症患儿，由于抗利尿激素生成不足或者作用异常，限制饮水后尿比重和渗透压均不能达到正常人限水后的尿比重和渗透压标准。所以限水实验的目的就是将有器质性病变的尿崩症患儿与精神性多饮的孩子区分开，并对真正的尿崩症患儿进行进一步的诊断和治疗。

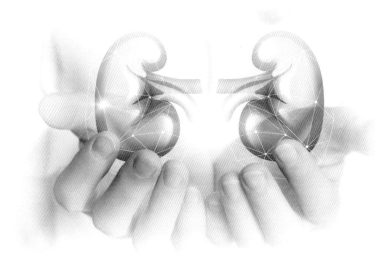

尿崩症需要长期治疗吗？

尿崩症患儿是否需要长期治疗要根据病因而定。

肾性尿崩症是先天性遗传性疾病，是终生性疾病，应坚持长期治疗。否则患儿可出现脱水、脱水热、电解质紊乱、生长发育迟缓、智力发育落后。严重电解质紊乱可导致死亡。

中枢性尿崩症的主要治疗药物是口服抗利尿激素(弥凝)：如有明确病因，应注意先对因治疗，例如是肿瘤引起的则需行手术治疗。病因去除后，下丘脑、垂体抗利尿激素功能恢复者，可以停用抗利尿激素口服治疗。如尿崩症状不能缓解或者为特发性或遗传性中枢性尿崩症则需要终生治疗。

给予抗利尿激素治疗后,排尿减少,患儿应逐渐减少饮水量,过多饮水可导致水中毒。药物剂量从小剂量开始口服,加量至多饮、多尿症状消失,尿比重升高,尿渗透压升高超过血渗透压。患儿需要坚持治疗,定期到内分泌门诊检查,及时调整药物。

肾性尿崩症由于是激素受体的异常,目前缺乏有效的药物。但是可以口服氢氯噻嗪,达到尿量减少 1/2 的目的。虽然不能使症状完全缓解,但是可以明显改善患儿的多饮多尿症状,使食欲好转,生长发育落后也可明显改善。氢氯噻嗪为排钾性利尿剂,故需要适当补充口服氯化钾。患儿在治疗过程中,有时药物作用下降,可以暂时停用数天,然后再恢复用药,常常药物作用可得到恢复。由于长期服用氢氯噻嗪可以导致低钾血症,所以需要定期监测血钾,避免发生严重的低钾血症而危及生命。

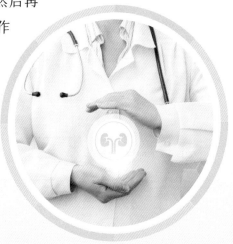

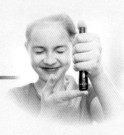

阅读笔记